SIEGER

ON B O

ITS M A N N

DUDE BRO

KRIEGER

FACHMANN

MACHO

ER BRUD

NZ ALPHATIER

BOY GOCKEL

DUCKMAUSER

MO DENKER

GA KUMPEL

MUSKELTIER

TRAHLEMANN

NFRED GUY

ORTSKANONE

MANN

SUPERMANN

AN

N

ERMANN

MANN MACHT YOGA

LÖWEN, HELDEN, KRIEGER, TIGER UND DAS STEHENDE HALBE RAD

MANN MACHT

FOTOS MARVIN ZILM
UND JUDITH STOLETZKY

YOGA

JUDITH STOLETZKY

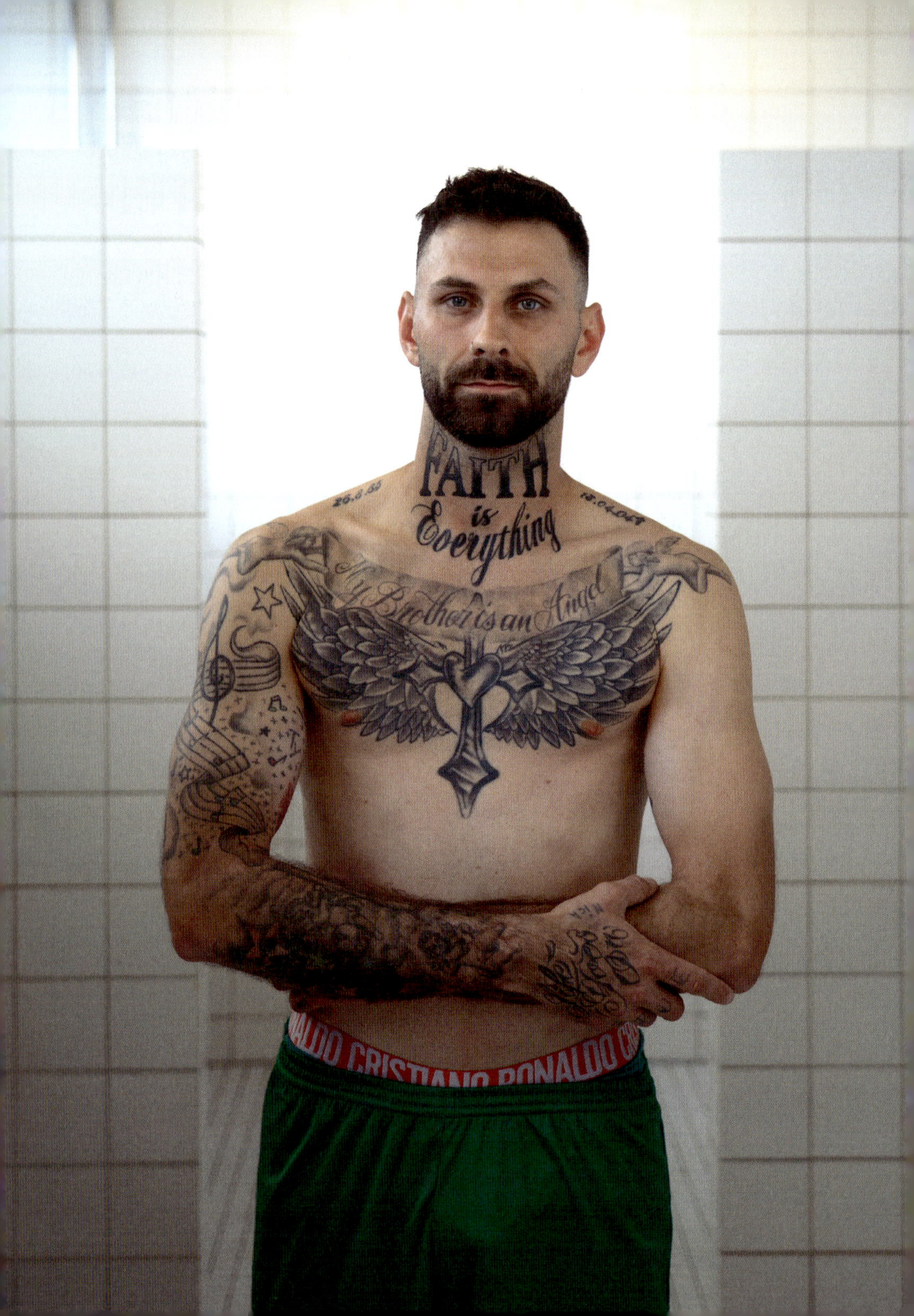
FAITH
is
Everything
My Brother is an Angel
CRISTIANO RONALDO

EIN BUCH FÜR MÄNNER, DIE SICH VOR NICHTS FÜRCHTEN, NOCH NICHT EINMAL VOR YOGA.

Mädchengymnastik in lila Leggings, mit Räucherstäbchen, Singen und gruseligen Atemgeräuschen. Oder noch furchterregender: undurchführbare Zirkusnummern. Manch ein Mann macht sich von Yoga eine Vorstellung, die ihm verständlicherweise den Weg zur Matte verbaut, besonders dann, wenn er gern als besonders männlicher, kompetenter Mann, der alles kann, wahrgenommen werden will. Da hilft es, die indische Gymnastik – ohne sie je ausprobiert zu haben – als etwas langweilig Liebes, kraftlos Schlaffes zu belächeln. Als etwas, bei dem sich von Natur aus ultragelenkige, weiche, weibliche Wesen zwischen zwei Smoothies im Schein von Duftkerzen zur Entspannung die Glieder verknoten. Will einer, der ein Kerl ist, sich steif und unbeweglich daneben begeben? Niemals! Wozu hat man denn Testosteron? Wie kann man hier bitte Sieger sein? Wo ist im Yoga der Adrenalinkick des Wettkampfs? Ehrgeizlos im Hier und Jetzt in Haltungen mit seltsamen Namen verharren und atmen? Gibt es auf der Welt etwas Öderes? Wo sind die Tabellen, wo die Tore? Wo sind Ergebnisse, die in Punkten, Zentimetern oder Kilometern, Minuten oder Kilos gemessen werden? Und einen Pokal gibt's auch nicht für den, der am tiefsten reinkommt und am längsten drinbleiben kann in einer Asana. Echt jetzt?

Ja! Erster sein, das geht sogar im Yoga. Dieses kleine Buch macht's möglich – mit Asanas für allererste Male. Echte Männer machen es vor. Und wer weiß, möglicherweise gewinnen die Unerschrockensten beim Yogamachen mit der Zeit die Erkenntnis, dass sie damit nicht bloß Gelenken, Muskeln, Bändern und Sehnen guttun, sondern auch ihrer manchmal etwas hüftsteifen Seele.

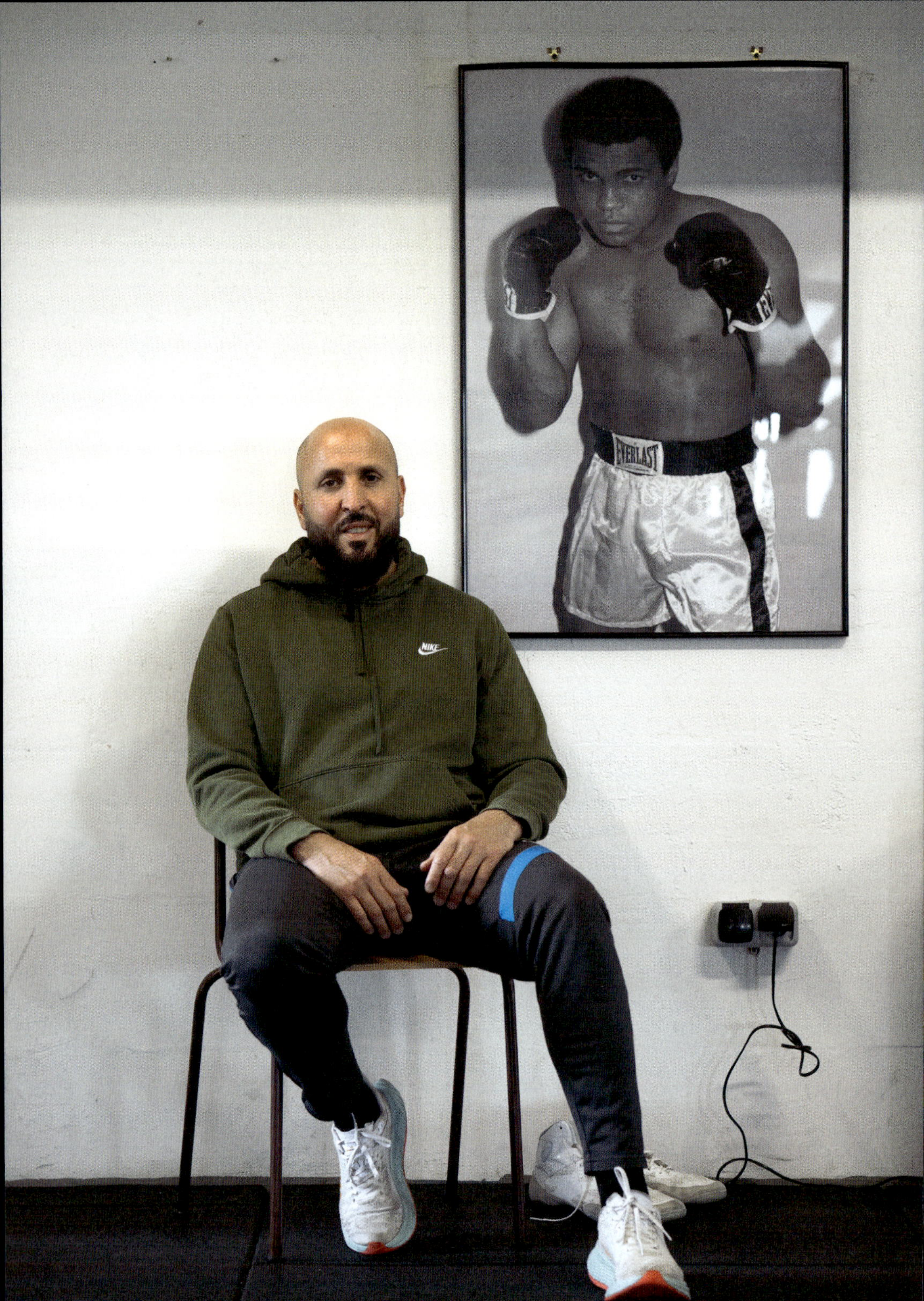
EVERLAST
NIKE

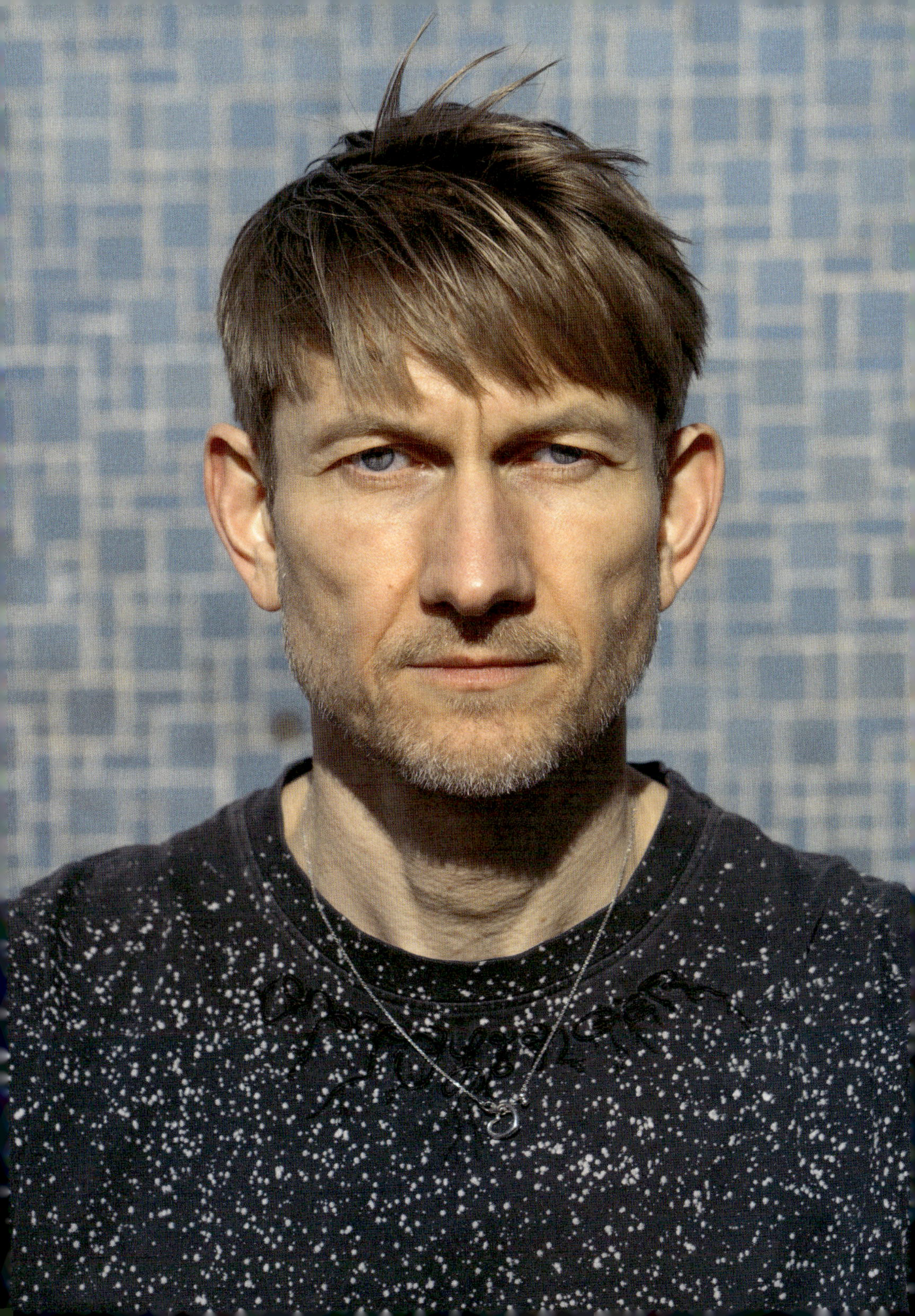

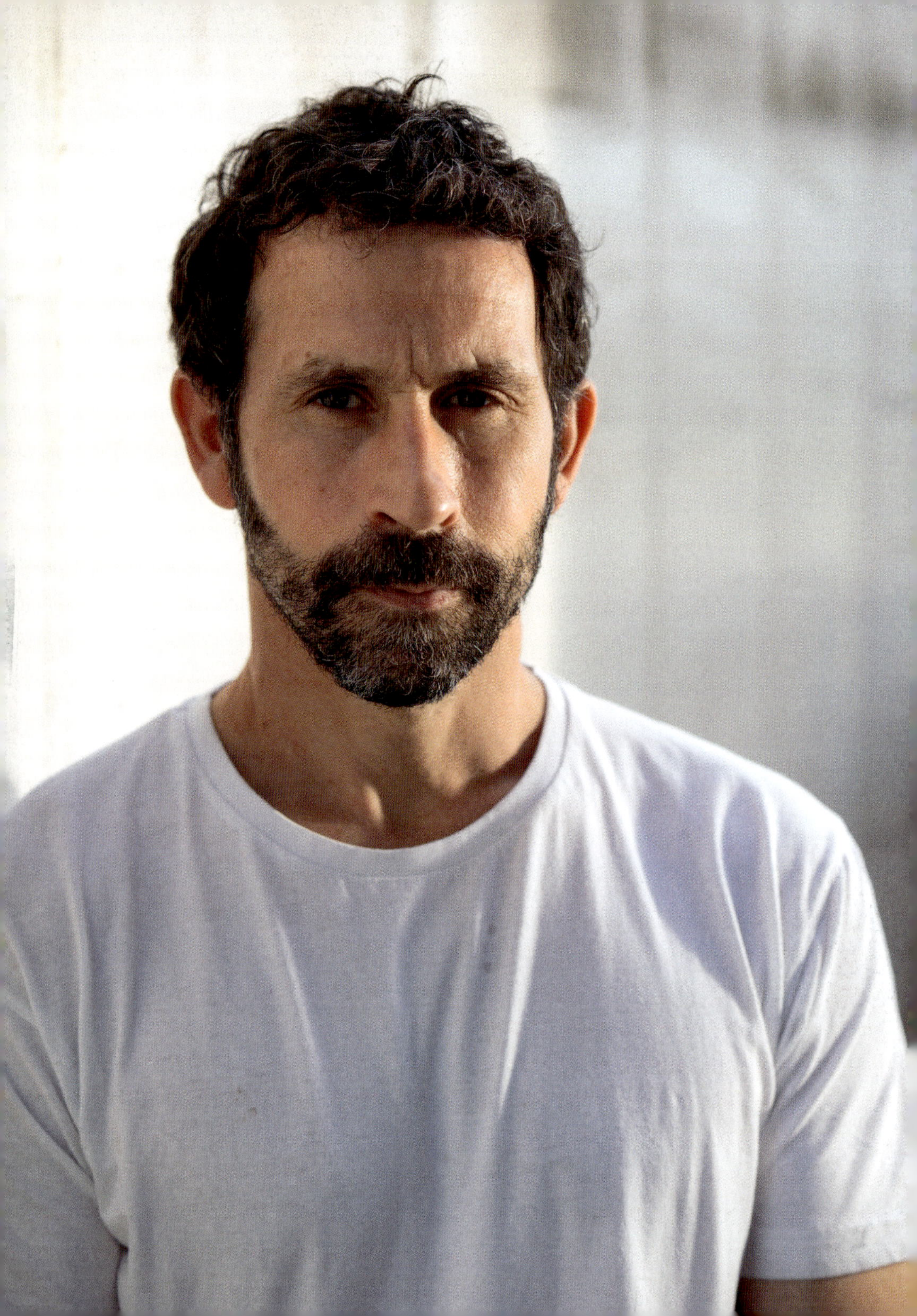

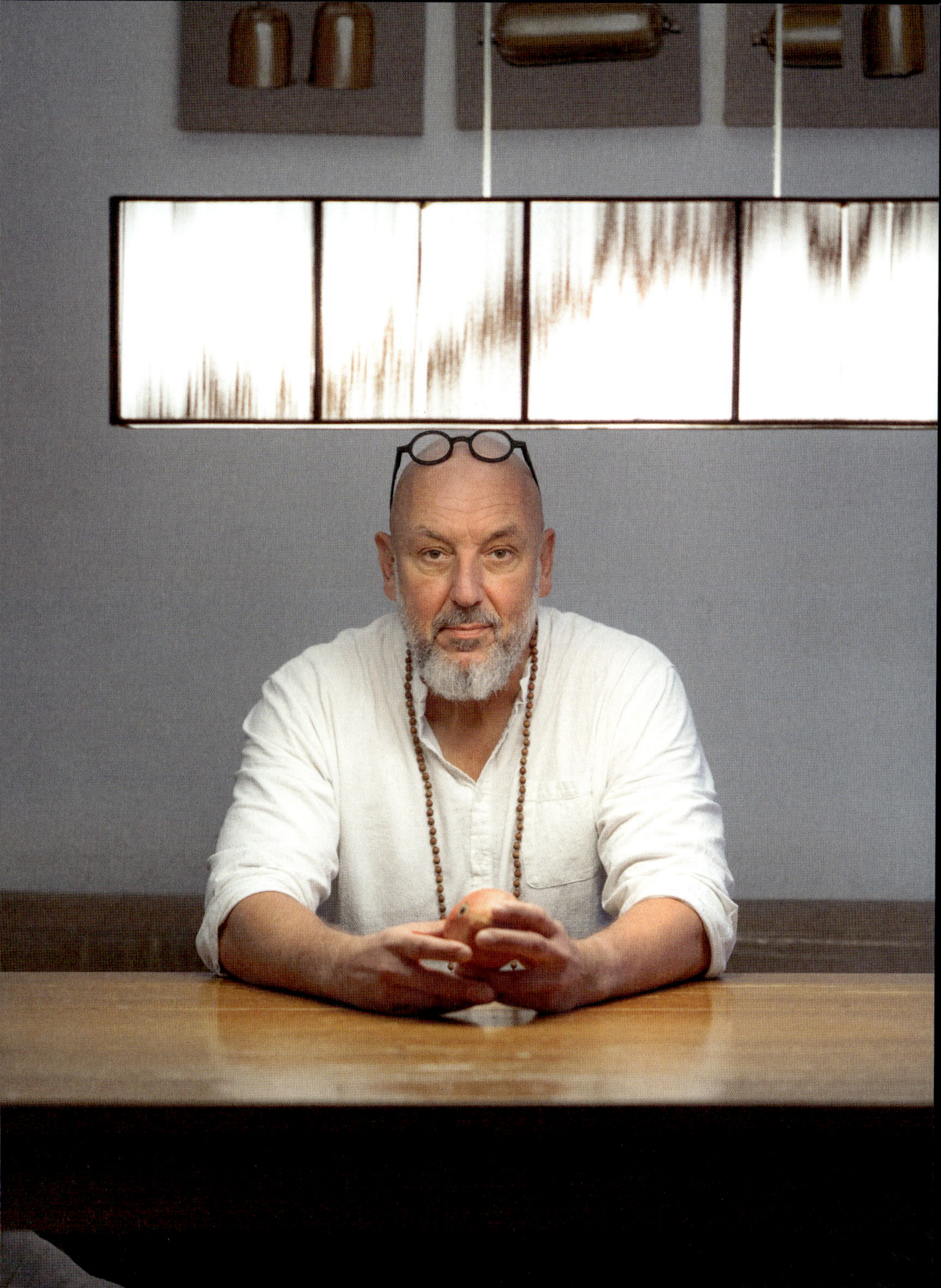

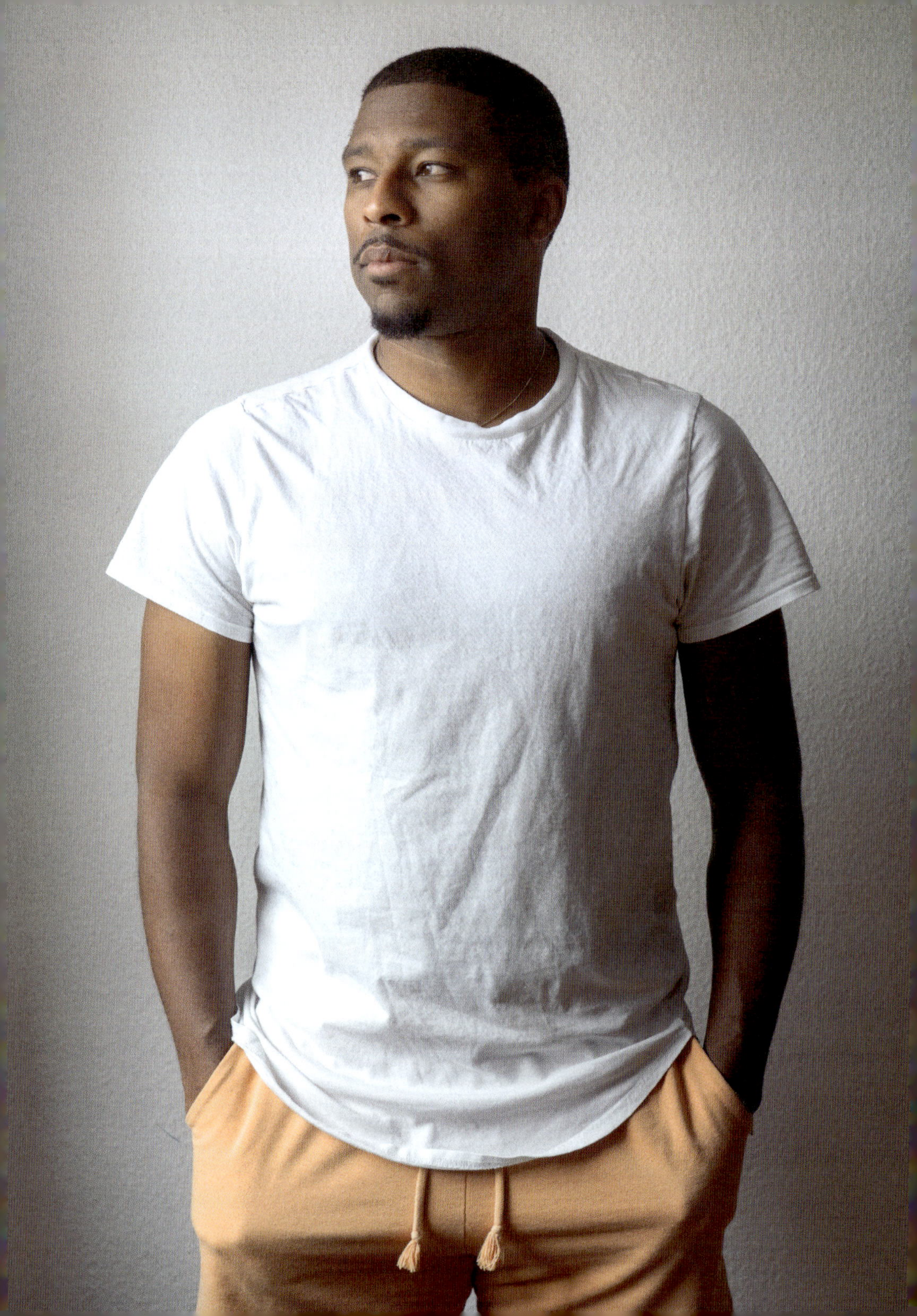

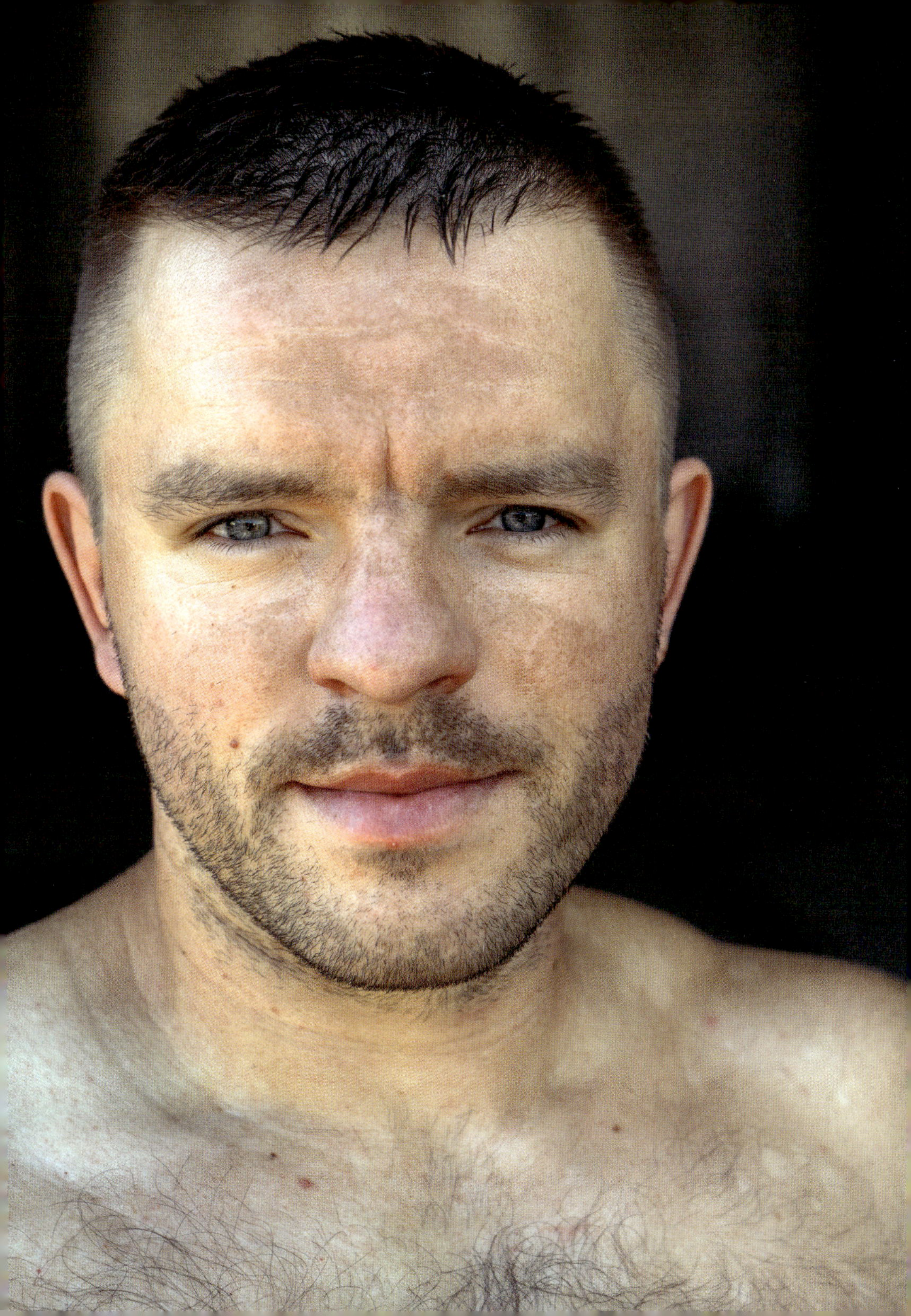

MATTENMUFFELMANTRA

SEELENSPORTLICH SEIN. Yoga ist ein dehnbarer Begriff. Du befürchtest mit Recht, dass Yoga mehr als Workout sein kann. Es ist Lebenseinstellung, Ethik und Disziplin. Selbsterfahrung ist das ständige Etappenziel und Erleuchtung der Grand Prix. Man turnt nur, damit der Körper beim Meditieren nicht stört. Doch das stört uns jetzt erst mal nicht. Wir machen hier den Körper zum Mittelpunkt, denn irgendwo muss man ja damit anfangen zu begreifen, dass es praktischer ist zu atmen, als die Luft anzuhalten. Erst recht, wenn's anstrengend wird. Und wenn man schön atmet, passiert einiges sowieso von allein.

NEBENWIRKUNGEN WILLKOMMEN HEISSEN. Im Yoga geht es nicht nur ums Dehnen. Es geht auch um Kraft, Ausdauer, Beweglichkeit, Elastizität und die Balance von all dem. Und wenn als Nebenwirkung so nützliches Zeug wie Entspannung, Gelassenheit und Selbstregulierungskompetenz herauskommt? Wer will da nicht sofort Richtung Erleuchtung weiterturnen? Und mit 80, erleuchtet oder nicht, ohne fremde Hilfe aus dem Lamborghini oder in die Speedo steigen zu können, sind auch schöne Ziele.

HALTUNG HABEN STATT POSER SEIN. Wenn man sich in Haltungen hineinquält, die der Körper nicht oder noch nicht will, turnt man komplett an der Seele des Yoga vorbei. Im Lotussitz Kopfstand zu können oder mit gestreckten Knien die Zehen zu erreichen, macht einen nicht zum besseren Yogi. Auch nicht zu einem besseren Menschen oder männlicheren Mann. Wer seine Pose seinem Körper anpasst und nicht umgekehrt, hat Yoga schon ganz prima verstanden.

ANFÄNGER BLEIBEN. Die beste Yogahaltung ist die des ewigen Anfängers. Wer die simple Katze oder das Happy Baby auch beim zweiunddreißigtausendsten Mal so interessiert ausführt wie beim ersten, ist fortgeschrittener als einer, der pro Jahr fünf Yogamatten durchturnt und sich routiniert in akrobatische Stellungen zu schmeißen weiß.

MÄNNERYOGA

MANNASANA

EINFACH MACHEN.

1 Relax. Keiner kommt als Yogi auf die Welt. **2** Kein Punktabzug für gebeugte Knie. **3** Heißer Tipp: vor Dehnungen stets ein bisschen aufwärmen. **4** Den ganzen Körper mitmachen lassen. **5** Was den Boden berührt, fester hineinpressen. **6** Im Zweifel immer das Brustbein heben, Wirbelsäule lang. **7** Wenn etwas wehtut, nicht machen. **8** Wenn etwas wohltuend zieht, weitermachen. **9** Atmen hilft immer. **10** Neun Regeln reichen.

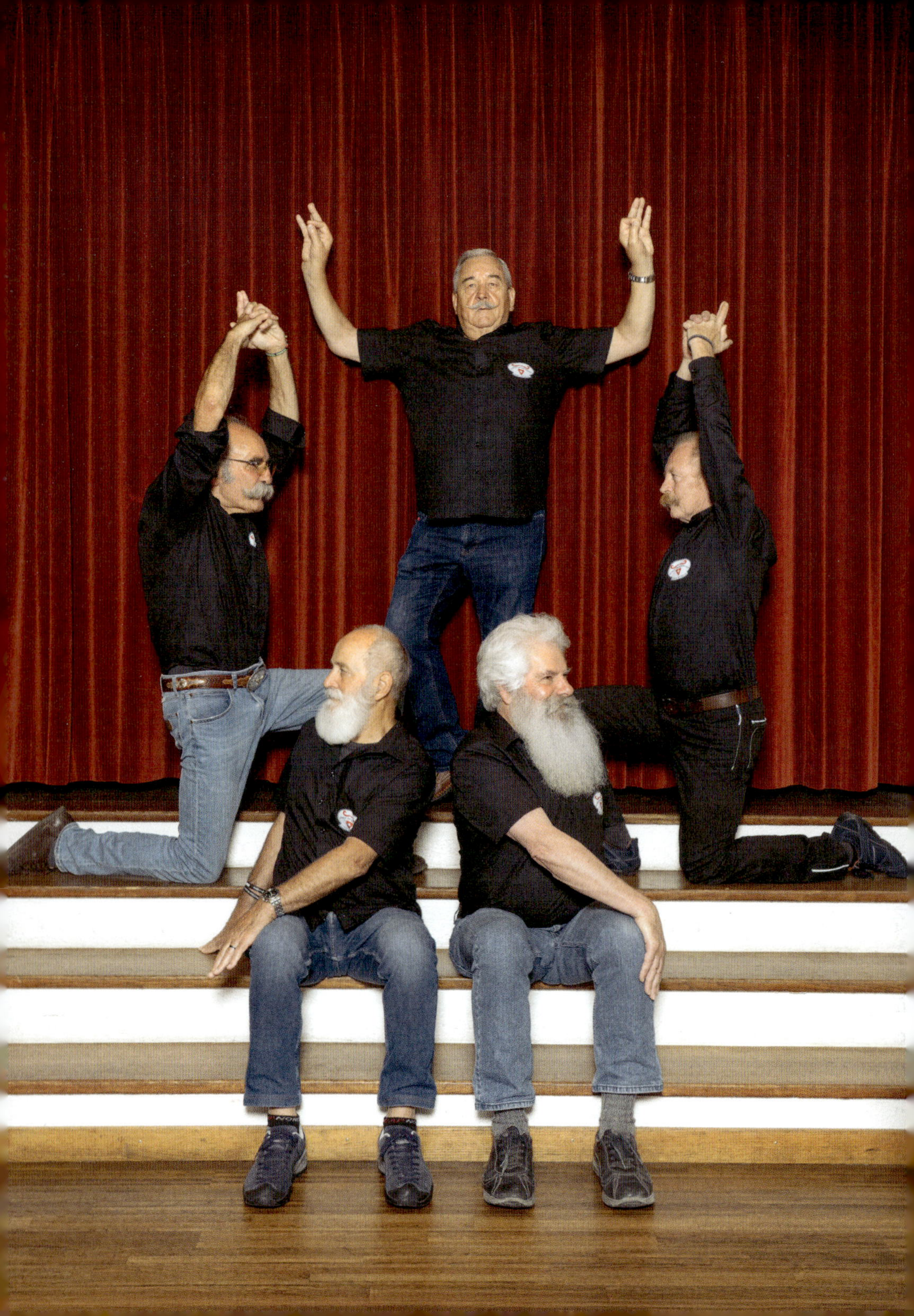

ES WIRD ERNST.

BEI MANSCHETTEN VOR DER WEIBLICHEN, ÜBERGELENKIGEN ÜBERMACHT IN DEN YOGASTUDIOS: ZUM SPASS IN EINER ETWAS STEIFEN, VERSTÄNDNISVOLLEN MÄNNERGRUPPE BEGINNEN.

KARL, ROLF, ANTON R., ROGER, ANTON W.

SEI EIN FROSCH.
36 ECHT HAMMERHARTE MUTPROBEN

DIE ÜBUNGEN

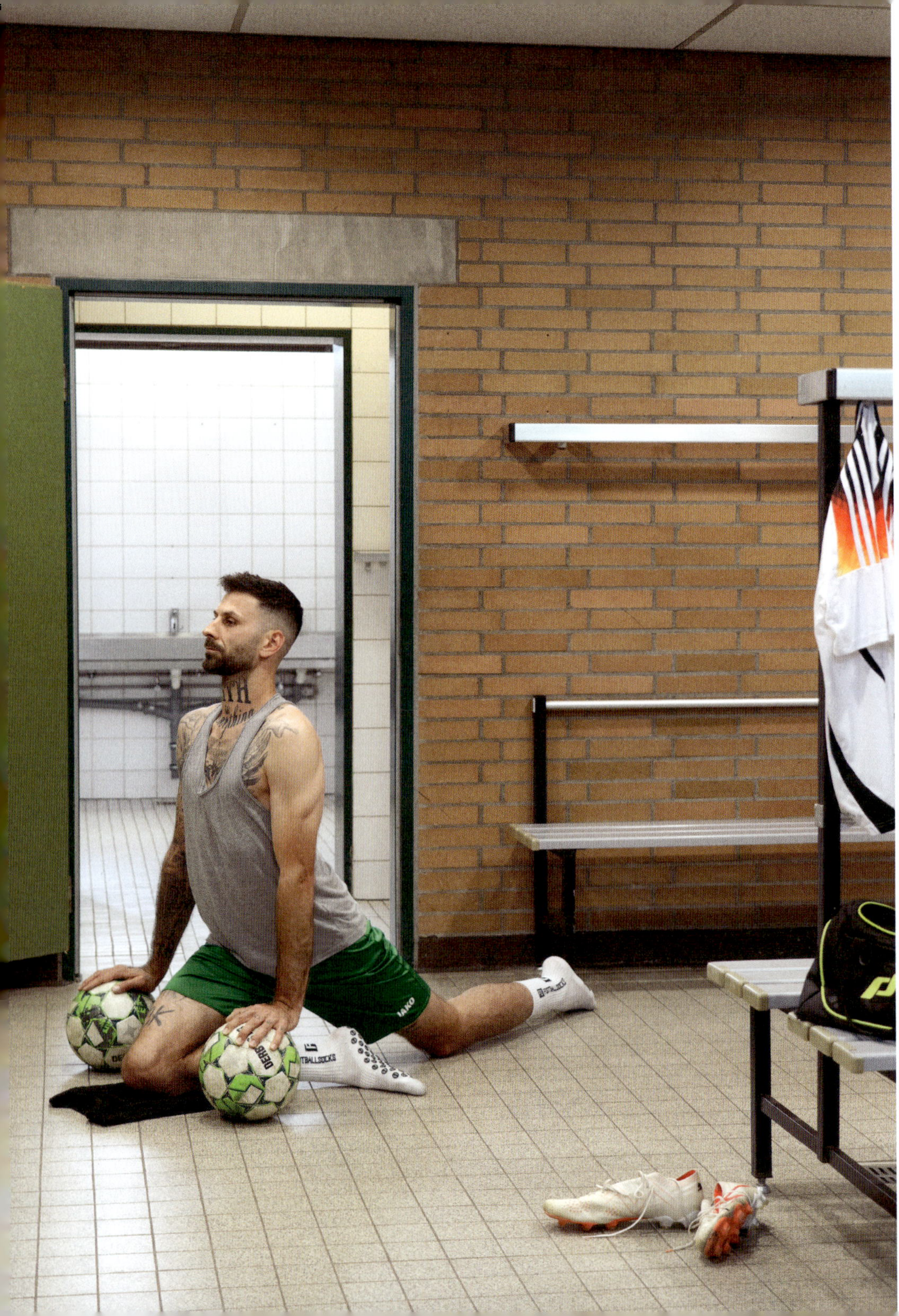

HALBE TAUBE

Von der Taube gibt es, wie von der Schwalbe, zahlreiche Spielarten, die sich in Raffinesse und Wirkung unterscheiden. Anders als die Vortäuschung eines Fouls verschafft die Taube dem Spieler allerdings garantiert Vorteile, wenn auch nicht als Showeinlage während des Spiels. Selbst tadellos und achtsam ausgeführt, könnte auch sie eine Gelbe Karte zur Folge haben. Vor und nach dem Match jedoch oder in der Halbzeitpause schenkt das regelmäßige Üben dieser kraftvollen, als leichte Rückbeuge ausgeführten Variation der Pose dem Fußballer Geschmeidigkeit in der Hüftregion – und wer seinem Gegner mit offenem Herzchakra begegnet, hat ohnehin schon gewonnen. Beweglichkeit im Hüftbereich wirkt übrigens nicht nur auf dem Rasen vortrefflich stimulierend.

↔ Dehnt Psoas und Piriformis

↔ Dehnt den gesamten Brustbereich

✥ Öffnet das Herzchakra

🏆 Sieht irre gut aus

ARDHA KAPOTASANA

SO GEHT SPORTLICHES VERHALTEN. **1** Aus dem herabschauenden Hund (Seite 52) Gewicht nach vorn verlagern und rechtes Knie erst zum rechten Ellenbogen bringen, nach außen drehen und hinter der rechten Hand ablegen. Der Unterschenkel liegt irgendwo zwischen steil angewinkelt bis parallel zu den Schultern vor dir, Hauptsache, es zwickt nicht im Knie! **2** Unterschenkel und Fuß in den Boden pressen, Zehen anziehen. **3** Linkes Bein gerade nach hinten ausstrecken, Kniescheibe und Fußrücken zum Boden, falls angenehmer, Zehen aufstellen. **4** Po schwebt über dem Boden. **5** Arme strecken, Boden wegdrücken, Oberkörper aufrichten. Arme eventuell mit Blöcken, Büchern oder Fußbällen verlängern. **6** Beckenknochen zeigen parallel zu den Schultern nach vorn. **7** Brustbein heben, leichte Rückbeuge wagen. **8** Schlüsselbeine auseinander und Schultern nach unten ziehen. 5–10 Runden; tief und gleichmäßig atmen. **9** Seitenwechsel.

19

× *Nicht üben, wenn es im vorderen Knie, im unteren Rücken und im Hüftgelenk ziept.*

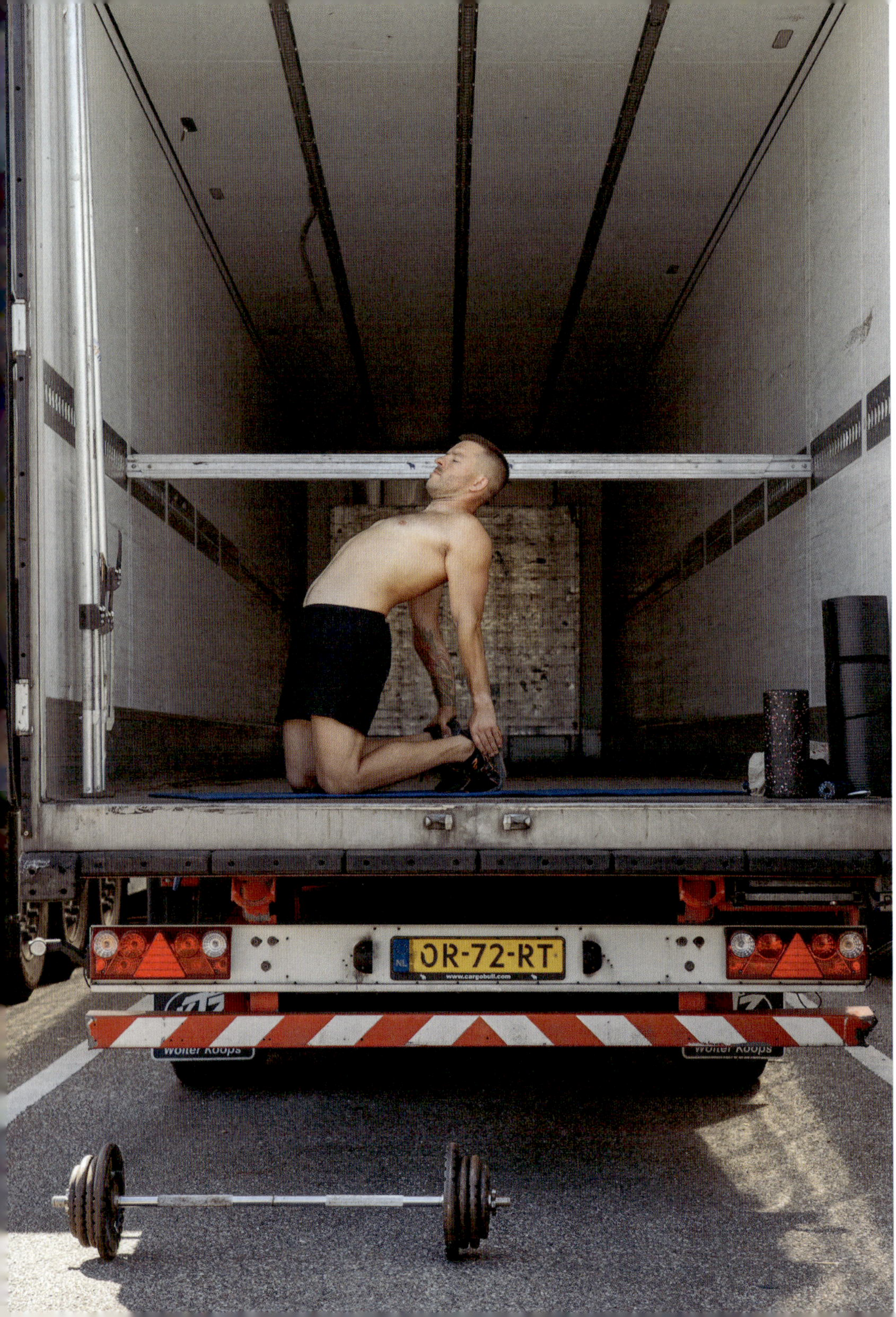
NL
OR-72-RT

KAMEL

Die würdevollen Kamele sind in ihrem Kulturraum hochgeachtet und müssen trotzdem wie die Tiere im Logistikbusiness schuften. Darin ähnelt ihr Job dem des Berufskraftfahrers. Während jahrzehntelange Sattelschlepperei dem Kamel aber nicht ins Kreuz zu fahren scheint, weil es so viel geht, macht Bewegungsmangel dem Spediteur schwer zu schaffen. Sein aufrechter Gang bleibt auf der Strecke. Brustmuskulatur und Hüftbeuger verkürzen sich, Rücken- und Bauchmuskulatur verkümmern. Buckel, Stiernacken, Rückenschmerzen. Unser beispielhafter Pausen-Yogi ist seinen Trucker-Kollegen meilenweit voraus, besonders in Parkposition auf dem Rastplatz. Zwischen zwei Touren schaltet er nicht in den Autopiloten mit Faulenzen und Fritten, sondern genießt bewusst eine auf die wahren Bedürfnisse seines Körpers abgestimmte, würdevolle Asana.

- Dehnt Hüftbeuger und Psoas
- Dehnt Brust und Schultern
- Kräftigt Oberschenkel und Po
- Aktiviert die Beckenmuskulatur
- Stärkt Rumpf und Wirbelsäule
- Verbessert die Haltung

USHTRASANA

KEINE SANFTE TOUR. **1** Hüftbreit knien. Oberschenkel senkrecht, Zehen aufgestellt oder Fußrücken lang. **2** Tief atmen und seelisch darauf einstellen, dass der ganze Mann so richtig ranmuss. **3** Brustbein aufrichten. Becken Richtung Bauchnabel kippen. Po anspannen. Hände auf die Oberschenkel pressen, sämtliche Muskeln aktivieren und langsam nach hinten lehnen. **4** Auf halber Strecke Hände lösen, Schultern nach hinten rollen, Arme mitnehmen. **5** Brust und Rücken weiter wölben. Die gestreckten Arme auf die Fersen stützen. **6** Becken und Beine nach vorn schieben und die wohlige Dehnung der kompletten Vorderseite genießen. **7** Nur wenn es angenehm ist, Kopf in den Nacken legen. 5 Atemrunden lang halten. **8** Rückwärtsgang einlegen oder langsam den Po zu den Fersen senken. **9** Einwirken lassen. **10** Noch mal. **✕** *Wegen starker Belastung der Lendenwirbelsäule nur üben, wenn dort alles im Lot ist. Besser nicht bei Bluthochdruck, Nacken, Schwindel.*

21

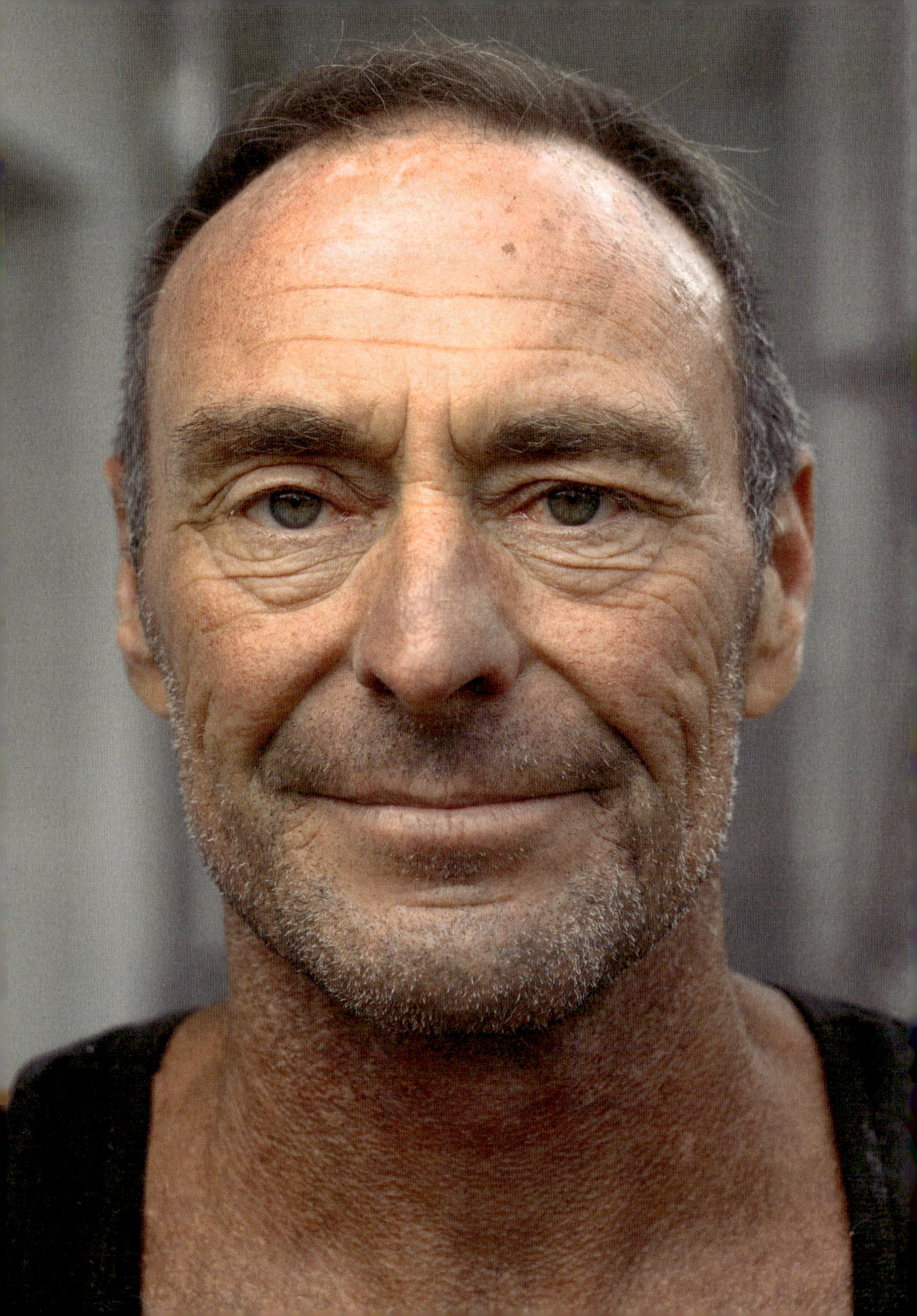

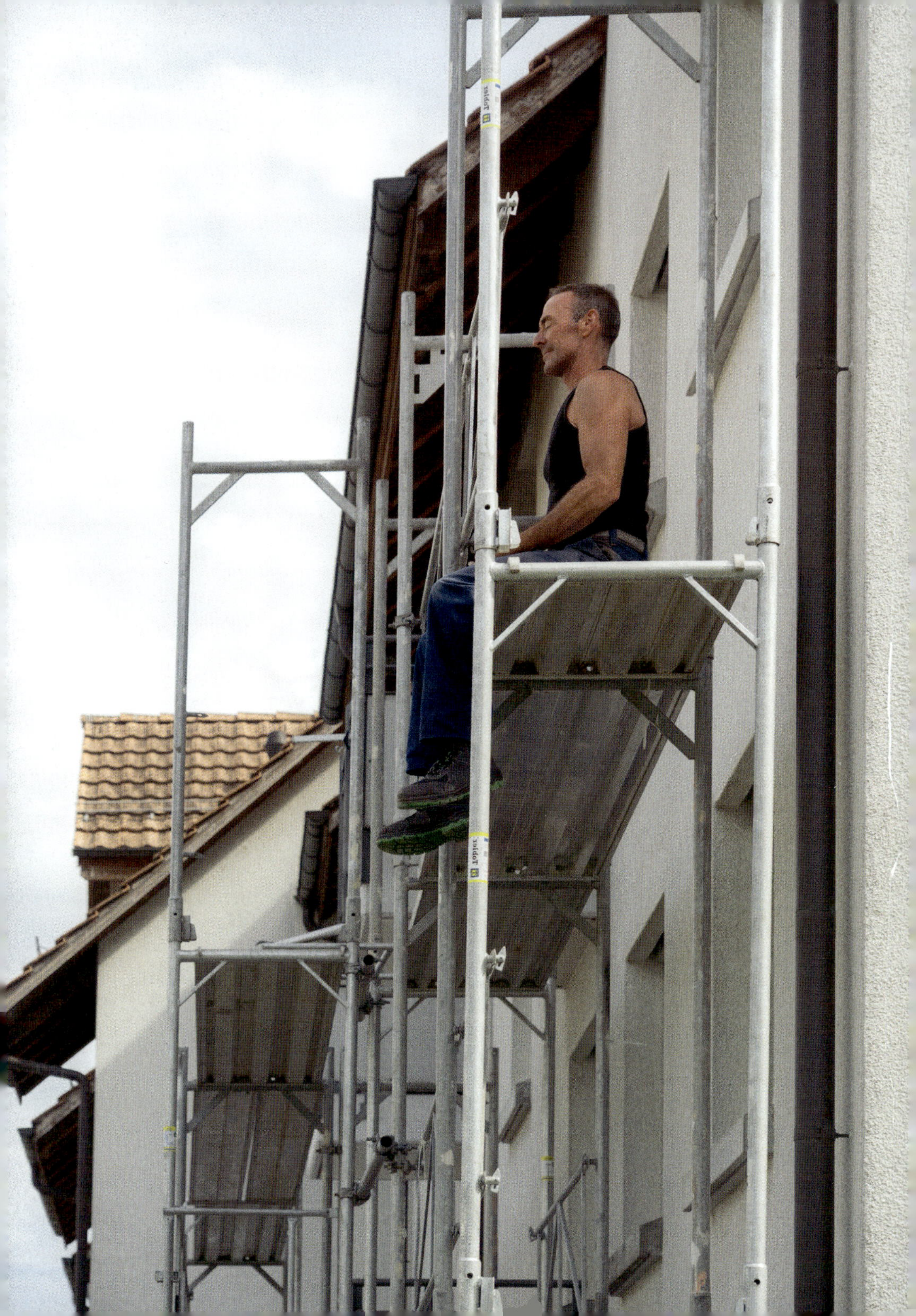

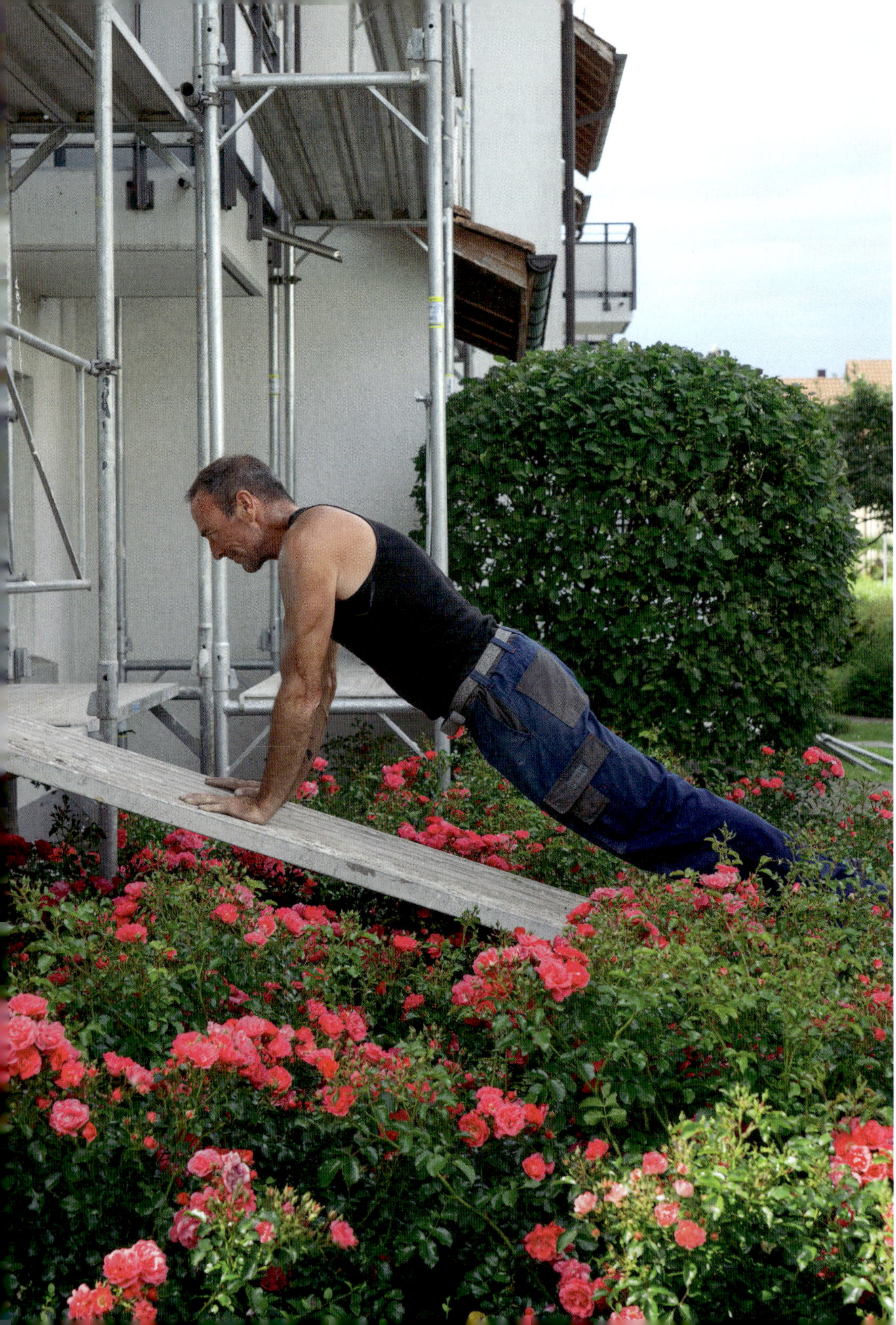

ROLAND

PLANKE

Im Mai 2023 war Josef Šálek 53 Jahre alt und hatte sich in den Kopf gesetzt, länger zu können als der viel jüngere Daniel Scali. Hat er geschafft: gut 8 Minuten. Insgesamt 9 Stunden, 38 Minuten und 47 Sekunden lang pausenlose Planke. Ist es nicht faszinierend, welche schlichten Tätigkeiten den Siegeswillen anstacheln können? Sogar die bescheidene Planke. Bekannt aus Zirkeltraining und Muckibude, ist sie eine der zugänglichsten Yoga-Asanas für Neuyogis und dabei eine herrlich herausfordernde Ganzkörper-Challenge. Schon mal gewagt, die Planke 1 Minute zu halten? 2? Oder gar 3? Echt ein Brett, Alter! Atmen ist auch in der Planke ausgesprochen nützlich, außerdem die Akzeptanz, dass nicht alles im Leben angenehm ist, aber dafür endlich. Die wahre Challenge im Yoga ist allerdings, nichts gewinnen zu wollen und sich keine Gegner zu suchen. Außer den heraufschauenden inneren Schweinehund natürlich.

- Fördert Willenskraft und Durchhaltevermögen
- Gute Vorbereitung für Armbalancen ohne Beine ;–)
- Kräftigt Hände, Handgelenke, Arme
- Kräftigt Rücken und Schultern
- Kräftigt Körpermitte und Beine
- Schult den Einsatz des Atems

PHALAKASANA

HALT MAL KURZ, KOLLEGE. **1** Auf allen vieren beginnen. **2** Hände etwas weiter als schulterbreit genau unter den Schultern in den Boden pressen. Finger spreizen, Zeigefinger zeigen senkrecht nach vorn. Die ganze Hand drückt den Boden weg. Fingerkuppen und Basis der Zeigefinger arbeiten kräftig mit. **3** Bauchnabel zur Wirbelsäule ziehen, unteren Rücken lang machen. **4** Zehen aufstellen, Beine lang machen. Knie ganz strecken, Kniescheiben nach unten zeigen lassen. **5** Fußballen in den Boden drücken, Fersen nach hinten ziehen. Brustbein zieht nach vorn. Eine gerade Linie von den Fersen zum Steiß und vom Steiß zur Stirn. **6** Blick nach unten oder Kinn leicht anheben und die Aussicht auf einen neuen Weltrekord genießen. **7** Noch 9 Stunden, 38 Minuten und 40 Sekunden. Noch härteres Brett: Planke auf den Unterarmen. ✖ *Nicht bei Karpaltunnelsyndrom, Hand-, Rücken- und Schulterverletzungen und hohem Blutdruck.*

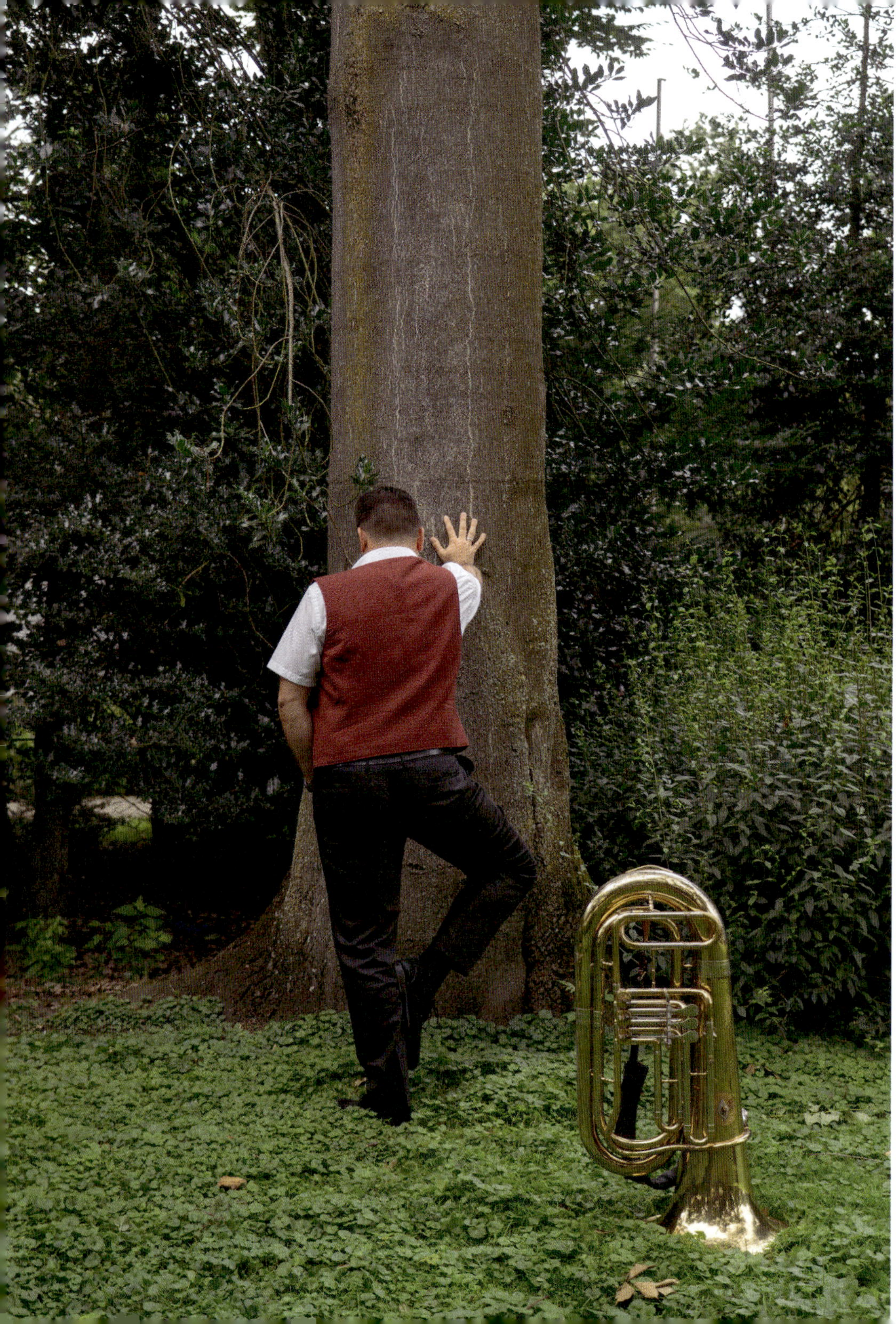

CHRISTOPH N

BAUM

Sigmund Freud, der Vater der Psychoanalyse, diagnostizierte der Frau Penisneid – und er existiert tatsächlich, jedoch nur bei Harndrang. Da das männliche Instrumentarium handlich und gut zu erreichen ist, kann ein Mann sich im öffentlichen Raum unter Respektierung des einigermaßen guten Tons erleichtern. Nimmt er dabei die Baumhaltung ein, verwandelt er das Handling seiner Not sogar in eine Tugend. Die Aufrichtung der Wirbelsäule vergrößert den Resonanzkörper, Beweglichkeit von Hüfte und Leisten sowie Balance werden trainiert. Gern mit der freien Hand Halt suchen. Merke: Schwäche zu akzeptieren ist Stärke. Die gezeigte Methode des öffentlichen Wasserlassens wird vor allem unter yogaaffinen Passantinnen und Passanten auf größere Akzeptanz stoßen als die herkömmliche. Möglicherweise gibt es sogar positives Feedback: „Schau, dort macht ein Mann im Baum an den Baum. Und wie herrlich er steht!"

- ☮ Gut fürs innere Gleichgewicht
- ☺ Prima Plattfußprophylaxe
- Kräftigt die Fußgelenke
- ☮ Beruhigt Nervenbündel
- ⇧ Schult die Körperwahrnehmung
- ☆ Sieht auch von vorn gut aus

ARDHA VRIKSHASANA

EIN ERFREULICHER STANDPUNKT.

1 Füße hüftbreit aufstellen. Fußkanten parallel, Knie nach vorn. **2** Schambein Richtung Bauchnabel kippen, Bauchmuskeln anspannen, Brustbein heben. **3** Schultern nach hinten und unten rollen lassen, Arme gestreckt nach unten ziehen, Handflächen nach vorn. Bis hierher heißt die Haltung „Berg". **4** Hände an die Hüften, Gewicht aufs linke Bein verlagern, Fixpunkt für die Augen suchen und Balance finden. **5** Rechtes Knie so hoch wie möglich Richtung Brust heben, nach außen drehen und Fuß mit der Fußspitze nach unten am Knöchel, an der Wade oder am Oberschenkel platzieren. Eventuell Hände zur Hilfe nehmen. **6** Fuß und Bein gegeneinanderpressen, Knie nach hinten ziehen. **7** Hände mit leichtem Druck vor der Brust zusammenlegen oder Arme V-förmig nach oben strecken oder wie Zweige im Wind wiegen. **8** Hoffen, dass eine(r) guckt. **✕** *Bei punktuellem, scharfem Schmerz in Hüfte oder zur Seite gedrehtem Bein: Nein!*

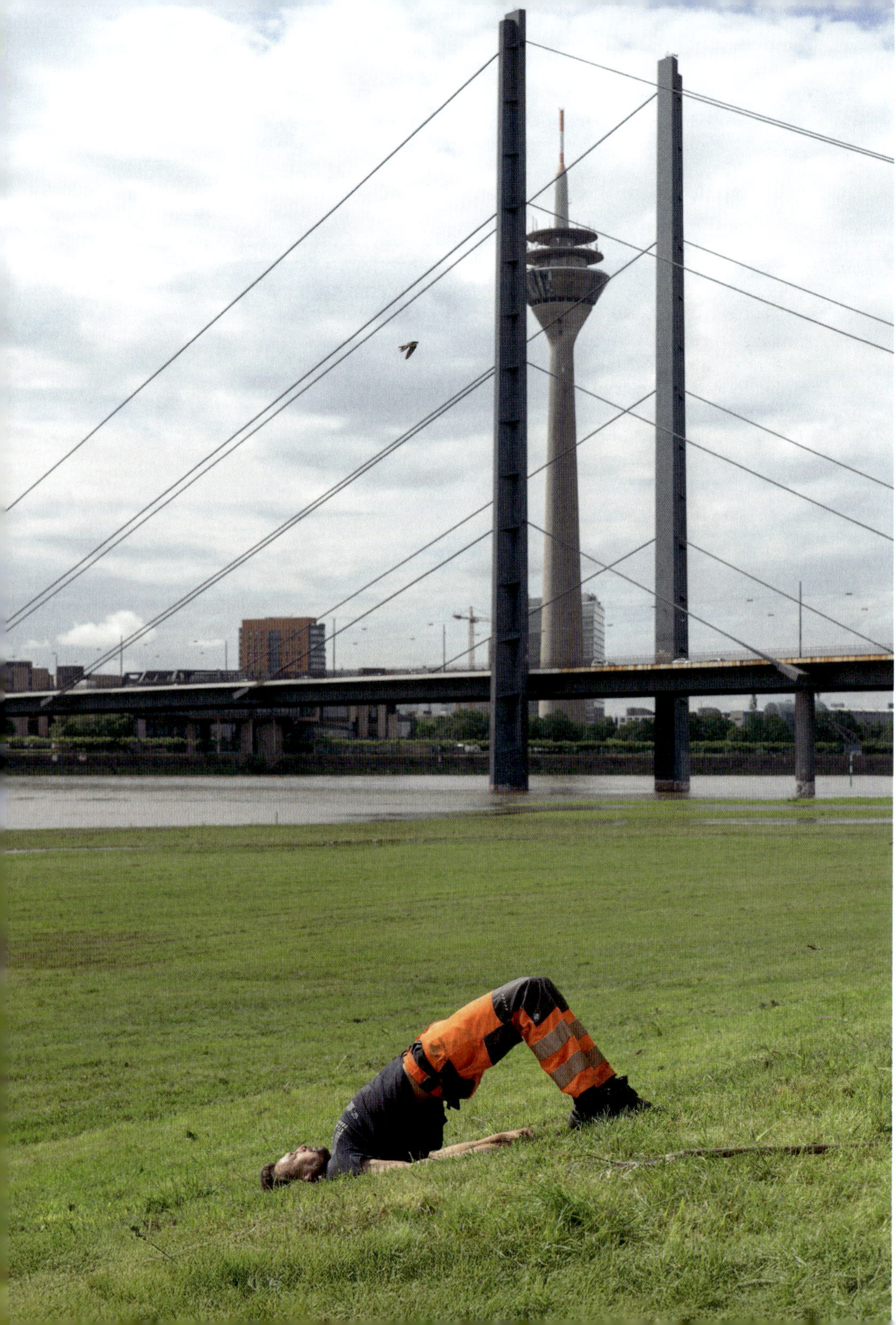

CHRISTOPH T

SCHULTERBRÜCKE:

SETU BANDHA SARVANGASANA

Eine der großen Herausforderungen im Asanas-Üben ist die, das unter Männern so beliebte Kräftemessen zu unterlassen. Weder gegen seinen eigenen Körper anzutreten, der mit Sicherheit Grenzerfahrungen machen wird – vor allem im Hüftbereich –, noch gegen andere Yogis, die irgendwas höher, tiefer, weiter, breiter, länger oder eleganter können. Im Yoga lernt man, sich selbst Brücken zu bauen. Mutig über Widerstände, Neigungen, Steigungen, Schafsköttel und den eigenen Schatten hinweg zu neuen Selbst- und Welterfahrungsufern aufzubrechen und den Weg zum Ziel zu machen – so wie der links abgebildete Landschaftsgärtner Christoph auf Anregung einer zufällig daherjoggenden Yogabuchautorin spontan an einem Frühsommermorgen am Fuß der Rheinkniebrücke in Düsseldorf. So viel ist sicher: Nach dieser straffenden Ganzkörpererfrischung hat Christoph die restlichen 3.791.969 Quadratmeter Rheinwiese mit links gerecht.

- ↔ Dehnt den Brustkorb
- Öffnet die gesamte Vorderseite
- ↔ Dehnt die Hüftbeuger
- Belebt und kräftigt die Beine
- Kräftigt die untere Rückenmuskulatur
- Stimmungsaufhellend

ÜBER SICH HINAUSWACHSEN. **1** In Rückenlage die Füße hüftbreit hinterm Po aufstellen, Zehen und Knie zeigen gerade nach vorn, Arme lang. **2** Füße und gestreckte Arme in den Boden pressen und ausatmend das Becken heben. Unter- und Oberschenkel im 90°-Winkel. **3** Hände unterm Rücken verschränken, Arme strecken. Füße, Arme, Hände, Hinterkopf fest in den Boden pressen, Nacken lang lassen. Becken vielleicht etwas höher! Knie nicht auseinanderfallen lassen. **4** Vielleicht ein Bein brückenpfeilerartig in die Senkrechte bringen. Vielleicht nicht. **5** Vielleicht die Augen schließen. Vielleicht nicht. **6** Nach 10 Atemzügen Fersen heben, Hände voneinander lösen, Arme gestreckt über den Kopf heben und ablegen. **7** Genüsslich ausatmend, Wirbel für Wirbel auf den Rücken zurückrollen. Vielleicht wiederholen. Vielleicht nicht. **✕** *Bei scharfem Schmerz in Hüfte oder zur Seite gedrehtem Bein: Nein! Nicht bei Nacken und Bluthochdruck.*

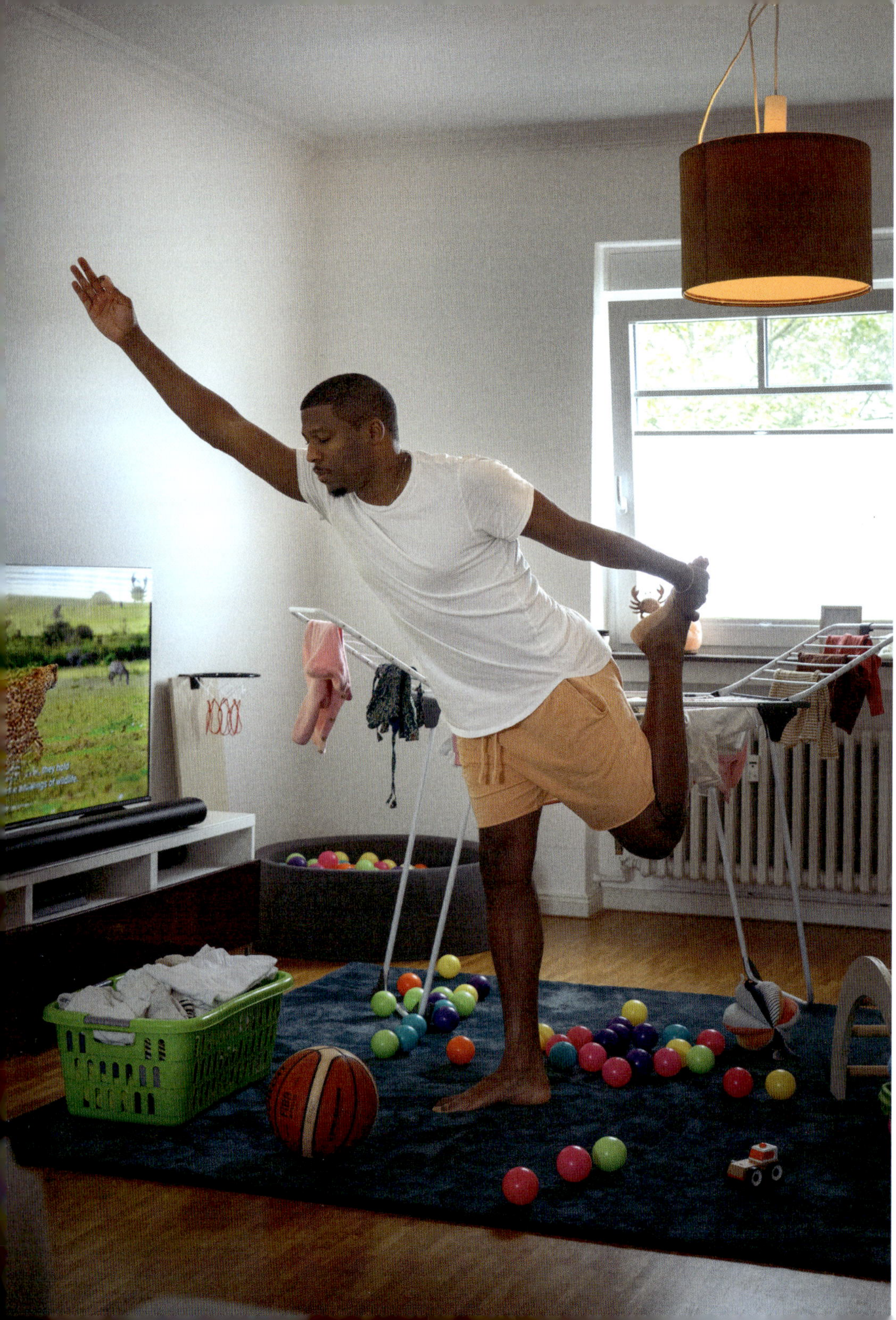

TÄNZER

Yoga lehrt, Balance zu halten. Auf der Matte und im Leben. Zwischen Ärmel rauf und Beine hoch, Aufräumen und Liegenlassen. Dehnen und Kräftigen. Die Haltung des Tänzers dient nicht bloß der Dehnung der durch Vor-der-Glotze-Lungern verkürzten Muskeln, Bänder, Sehnen und Faszien. Sie stärkt auch die partnerschaftliche Bindung. In dieser Pose verlagert der Yogi seinen Fokus von der Glotze weg nach innen zum Erforschen seiner Haltung gegenüber häuslicher Aufgabenverteilung. Er stellt fest: Selbst in einer einbeinigen Haltung macht nicht ein Bein alles allein. Alle tun was: das zweite Bein, Arme, Brustkorb, auch der Bauch. Insbesondere der Geist. Im gut gelaunten Tanz durch den Alltag zeigt sich, dass in einem eigenhändig zusammengelegten Babyjäckchen oder einem gründlich gestaubsaugten Teppich für alle Beteiligten tiefe Freude liegen kann.

- = Verbessert die Balance
- Kräftigt Beine und Arme
- ⇧ Verbessert die Haltung, wirkt Rundrücken entgegen
- ↔ Dehnt Quads, Hüftbeuger und Psoas
- ↔ Dehnt Brust und Schultern
- ✚ Hilft bei Piriformis-Syndrom

NATARAJASANA

IN AUFGERÄUMTE STIMMUNG KOMMEN.

1 Aufgerichtet stehen, die Füße zeigen gerade nach vorn. Fixpunkt suchen, ein Drishti, das hilft der Balance. **2** Gewicht einatmend auf das rechte Bein verlagern. **3** Linke Ferse Richtung Po bringen. **4** Mit der linken Hand Fuß oder Knöchel greifen. **5** Rechten Arm nach oben strecken, Brustbein heben. **6** Standbein-, Bauch- und Beckenmuskeln aktivieren: Fuß in die linke Hand pressen. **7** Oberkörper nach vorn neigen, das Brustbein übernimmt die Führung. **8** Oberkörper zurückbeugen. **9** Rechten Arm gestreckt lassen, Becken ist parallel zum Boden. **10** Niemals das Atmen vergessen. **11** Auf das andere Bein wechseln. ✕ *Genau drauf horchen, was Lendenwirbelsäule und unterer Rücken dazu sagen.*

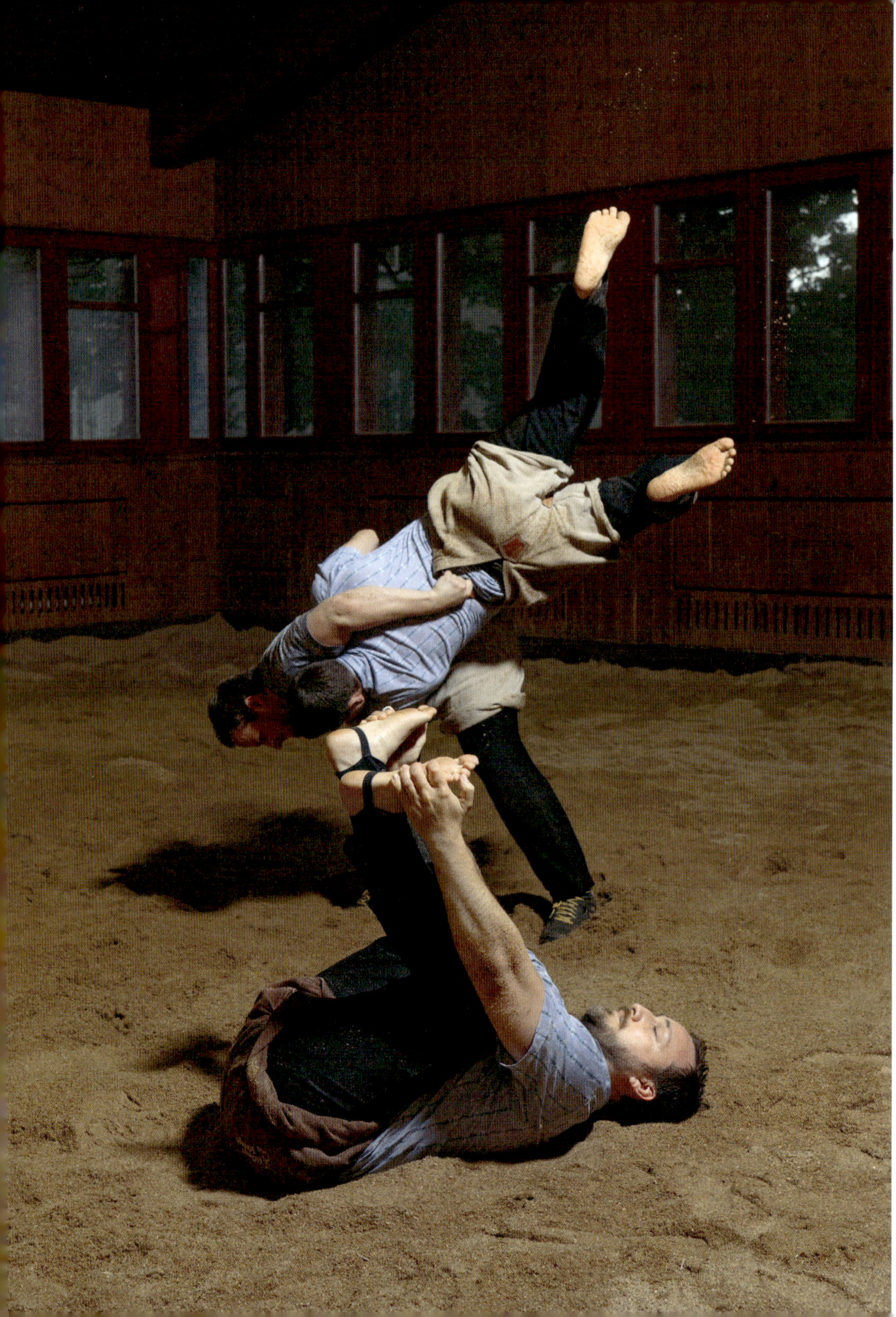

HAPPY BABY

Freistilringen heißt in der Schweiz „Schwingen“. Die Gegner befördern einander an den strapazierfähigen Überhosen mit einem von 120 amtlichen Schwüngen in die Sägemehlarena. Eine halsbrecherische Technik kann den Fall nach einem richtig bösen Schwung mit dem Kopf abfedern. Der Geworfene biegt dafür seine Wirbelsäule auf das Waghalsigste zurück, um die Schulterblätter bei Landung vom Sägemehl fernzuhalten und nicht als Verlierer dazustehen beziehungsweise dazuliegen. Die dafür notwendige Nackenmuskulatur trainieren Schwinger unter anderem mit Sirsasana – dem Kopfstand. Der wahre Gewinner ist jedoch nicht der „Schwingerkönig“, sondern der Verlierer. Denn in ganzer Länge und voller Breite, vom Kreuzbein bis zum Schulterdach total platt im weichen, warmen Sägemehl liegen – das ist wahrhaftig ein herrschaftliches Gefühl. Erst recht, wenn man so elastisch in den Hüften ist, dass man dabei mit seinen nackten Zehen spielen kann.

- Wohltat für den ganzen Rücken
- Verlängert die oft gestauchte Wirbelsäule
- Öffnet die Hüften
- Beruhigt, macht zufrieden und friedlich
- Fördert den Schlaf

ANANDA BALASANA

EIN ECHTER GLÜCKSFALL. **1** Auf dem Rücken liegen und die Füße aufstellen. **2** Ausatmend die Knie Richtung Brust ziehen und die Füße flexen. **3** Mit der Ausatmung die Außenkanten der Füße greifen, Knie öffnen und in Richtung Achselhöhle ziehen. Schienbeine senkrecht zur Decke, 90° zum Boden. **4** Fußgelenke möglichst über den Kniegelenken. **5** Po am Boden lassen, Kreuzbein in den Boden drücken. Zwischen Lenden- und Halswirbelsäule so lang wie möglich werden. **6** Nacken lang und entspannt, Hals nicht überstrecken. Schultern in den Boden pressen. Füße gegen die Hände pressen, die Hände leisten Widerstand. **7** Wenn's ein Kampf ist, die Außenkanten der Füße zu greifen, sind die Innenkanten eine beglückende Alternative. **✕** *Kontraindikationen: keine.*

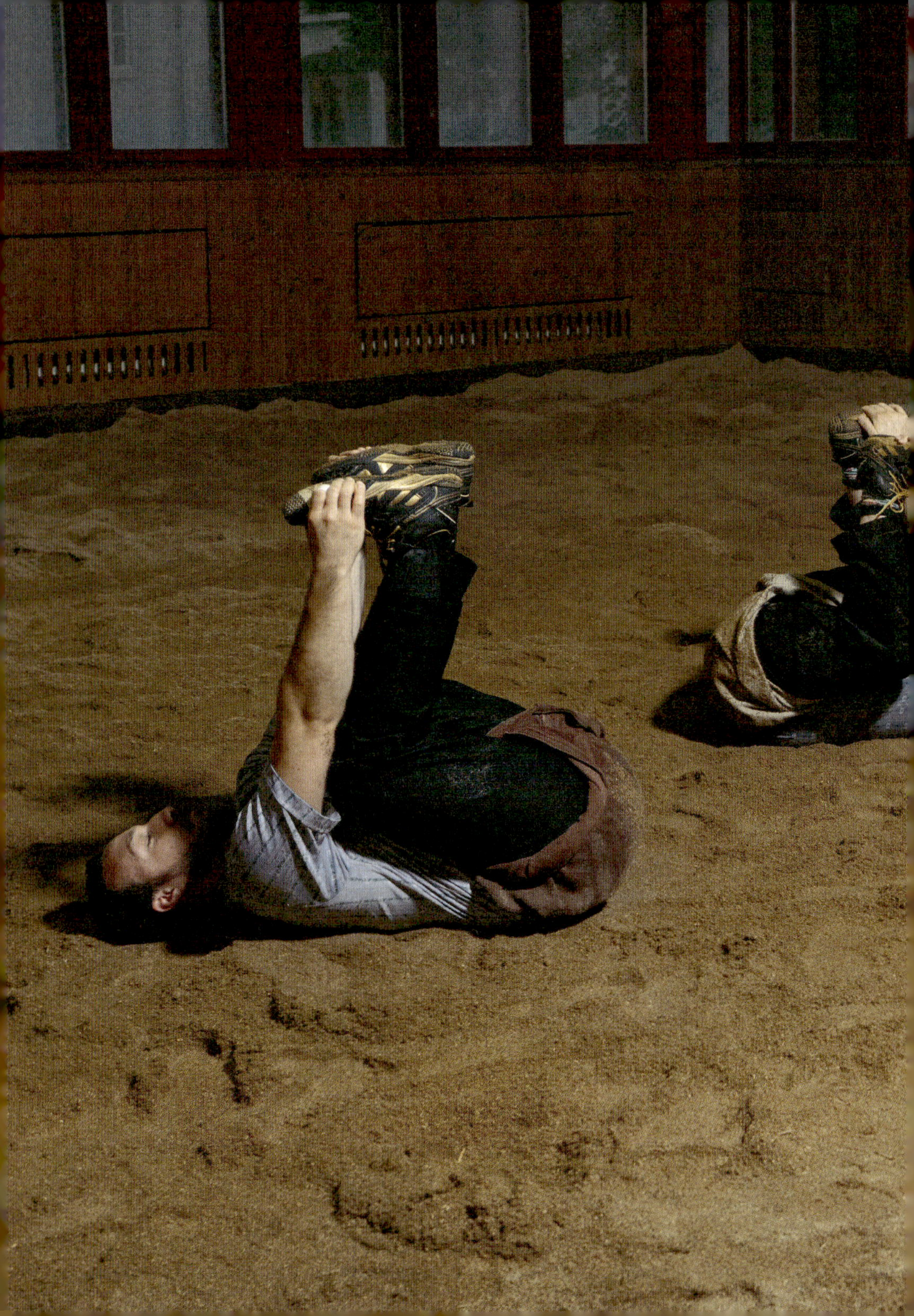

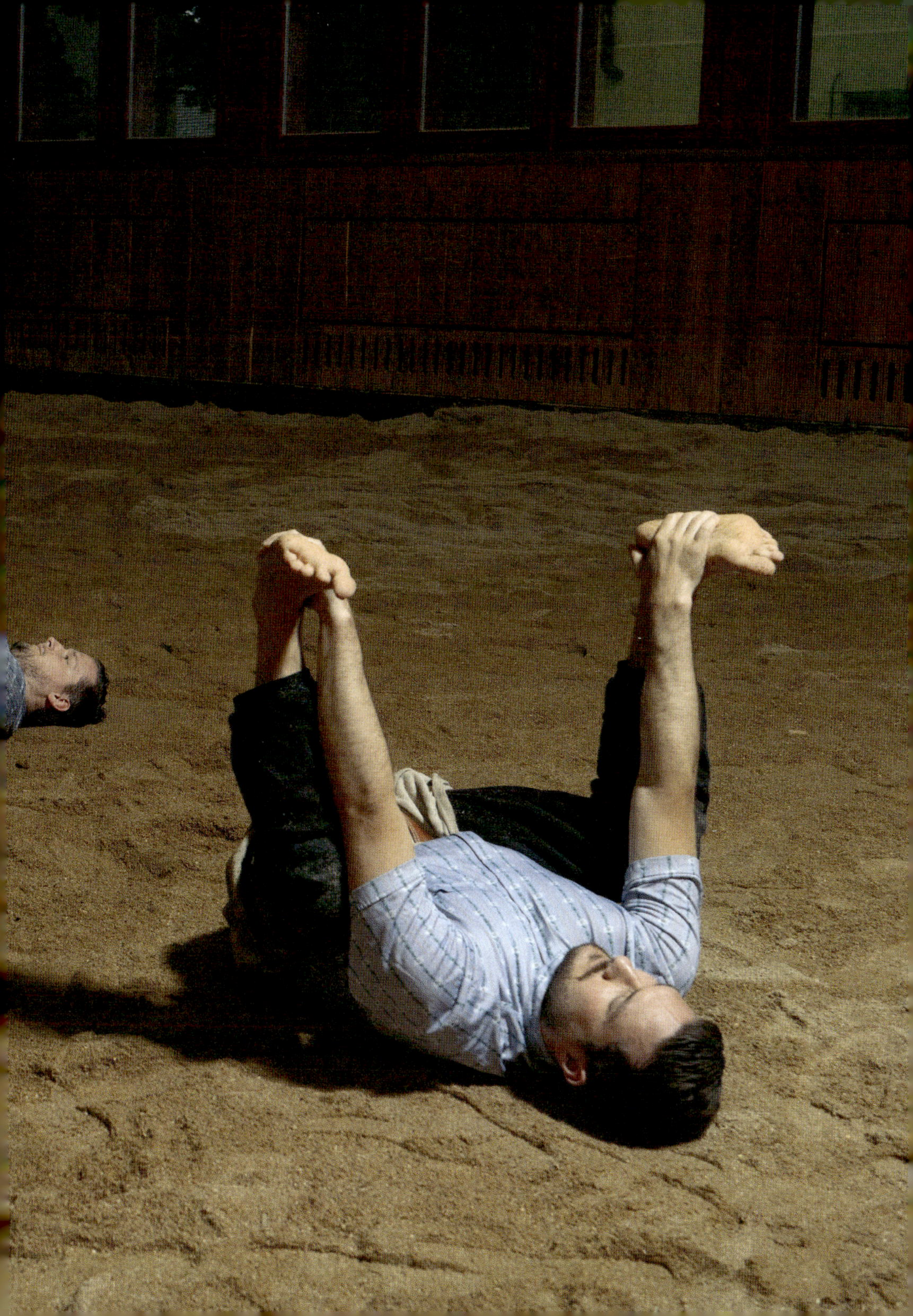

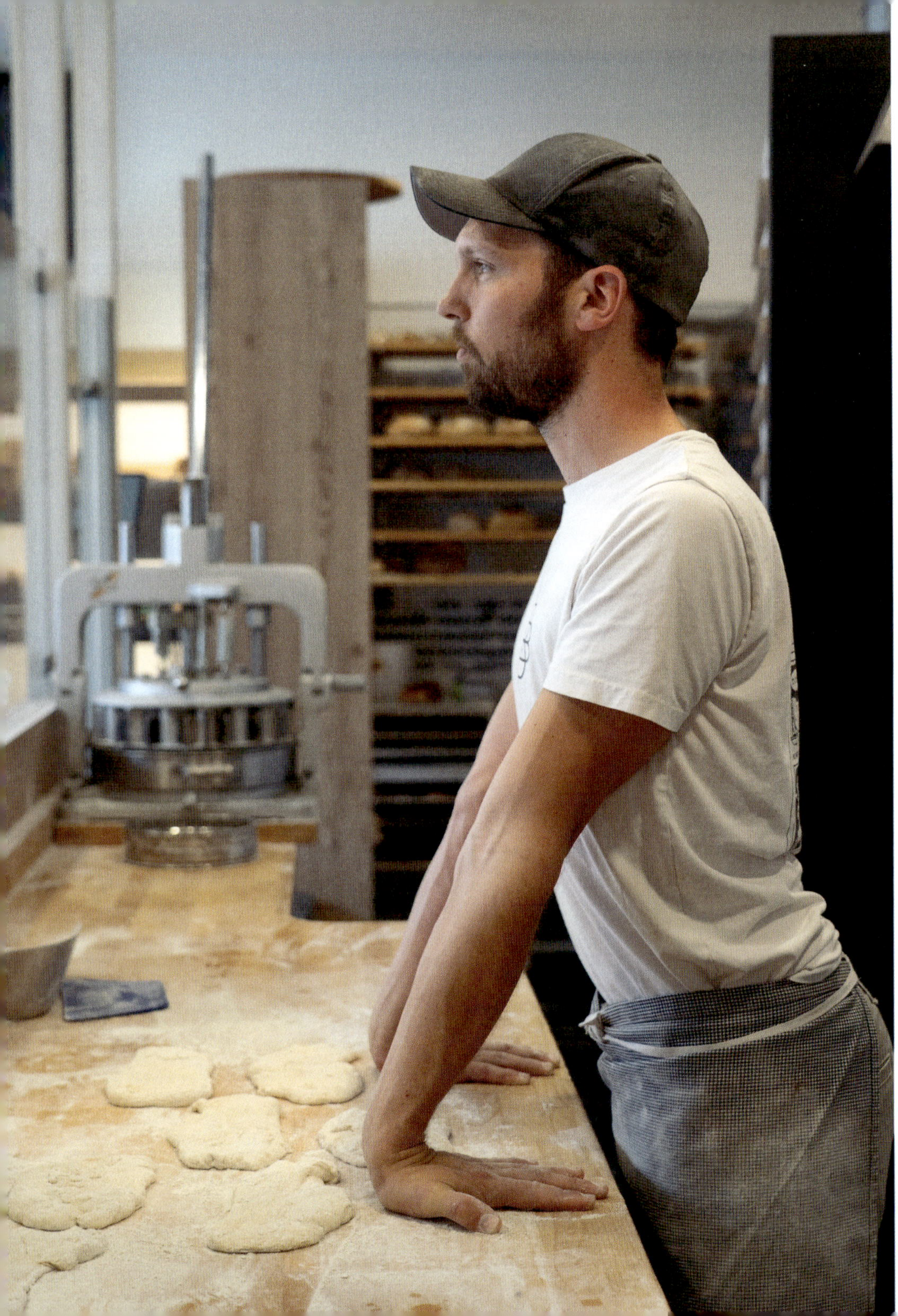

BULLE*

Ein glücklicher Mann, der aus einer gefühlsbetonten, für Sinnesreize empfänglichen Grundveranlagung einen Broterwerb machen kann. Wer könnte es dem Bäcker nicht nachfühlen? Diese Sinnlichkeit der Materie ... Diese fluffige Haptik, diese Düfte und diese Weichheit eines samtig bemehlten, elastischen Teigkörpers ... Wer schon mal einen sommerhimmelwolkengleich luftigen Focacciateig unter den Fingerkuppen hatte oder das Gefühl erlebt hat, mit beiden Händen handliche, rundliche, rheinische Mürbchen zu formen, möchte glatt umschulen. An Reizen fehlt es nicht – auch nicht für den Karpaltunnel. Eine Wohltat für vor lauter beglückenden Handlungen über- und einseitig beanspruchte Handgelenke: Pausen einlegen, Arme richtig derbe durchstrecken und sowohl die Handgelenke als auch die Gedanken in eine andere, ungewohnte Richtung lenken.

- Erhöht Kraft und Flexibilität von Handgelenken und Unterarmen
- Lindert Verspannungen in den Händen
- Kräftigt und entspannt die Schultern
- ↔ Streckung der Arme öffnet die Brust
- Beugt Karpaltunnelsyndrom vor
- Kann überall gemacht werden

MAHAVRSANA*

* Der Bulle ist eine in künstlerischer Freiheit plus Erfahrung erfundene Übung.

GRUNDSOLIDES HANDWERK. **1** Arme vor dir ausstrecken und zur Auflockerung Hände einige Male rauf- und runterklappen und in den Handgelenken in beide Richtungen kreisen. **2** Hände schulterbreit auf Tisch oder Ähnliches aufstützen, sodass die Arme komplett durchgestreckt werden können. Abstand zur Auflagefläche eventuell anpassen. **3** Hände nun über außen nach hinten drehen, sodass die Fingerspitzen zum Becken zeigen. Finger sind ganz gestreckt. Arme sind ganz gestreckt. **4** Fest in die Tischplatte pressen. **5** Schultern zurückschieben und weg von den Ohren. Brustbein heben. Nacken lang machen. **6** Gleichmäßig atmen und/oder schnauben. **✕** *Besser nicht bei akutem Karpaltunnelsyndrom.*

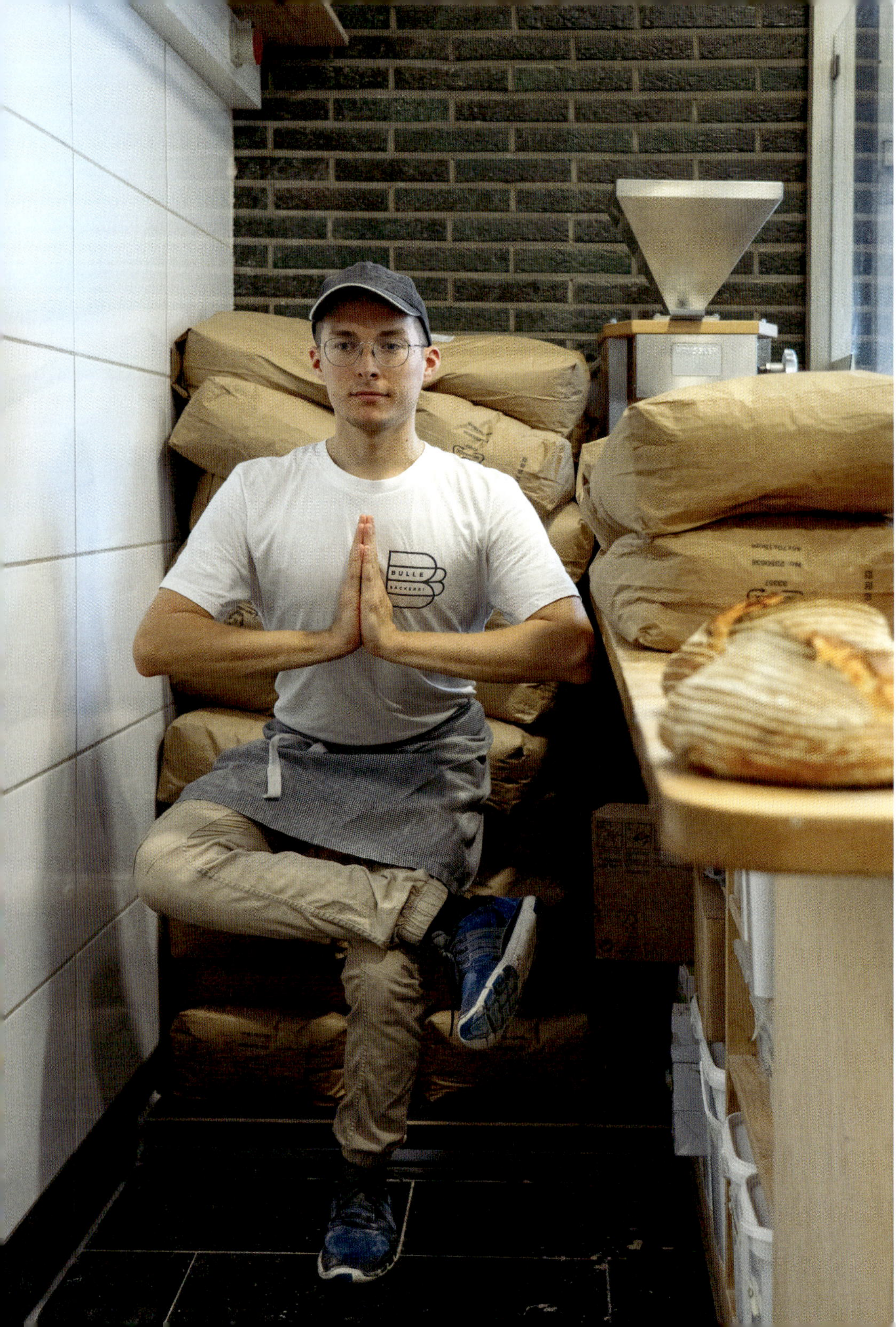
BULLE
BACKERI

ZIFFER 4

Gibt's was Interessanteres als die unterschiedlichen Wahrnehmungen der Welt? Es gibt Leute, die beim Hören von Tönen Farben sehen oder beim Lesen von Texten Klänge hören. Für andere fühlen sich Zahlen rau oder spitz oder flauschig an. Oder sie haben einen Geruch – nach Zwieback etwa oder nach Formel 1. Die hübsche Ziffer-4-Übung klingt für diese beinharten Burschen, die im Bäckerhandwerk ihren oft vornübergebeugten Mann stehen, auch ohne synästhetische Veranlagung nach Weckerklingeln und sie riecht, genau besehen, nach Pups – nach dem, was diese geilen Mikroorganismen, die wir als duftende Frischhefe kennen, seit Stunden in den luftiger und luftiger werdenden Teig knattern, aus dem die knusprigen, luftigen Backwaren werden, die wir Langschläfer um allerspätestens 4 nach 7 ofenwarm vernaschen werden, während ihr Bäcker beim yogischen Bodyshaping dasteht wie eine Eins.

- ⚒ Erhöht Flexibilität und Beweglichkeit der Hüfte
- ↕ Richtet die Wirbelsäule auf
- ☺ Löst Spannungen im unteren Rücken
- ↔ Dehnt den Piriformis und kann bei Ischias helfen
- ⊙ Für Gleichgewichtssinn und Konzentration

EKA PADA UTKATASANA

NICE BUNS, ANYONE? **1** Gerade stehen, Füße hüftbreit und gerade ausgerichtet. **2** Brustbein heben, Schultern von den Ohren weg, Schulterblätter zum Becken ziehen, Bauchnabel zur Wirbelsäule. **3** Hände vor dem Brustbein zusammenpressen, die Daumen berühren das Brustbein. **4** Fixpunkt für die Augen suchen. Rechtes Fußgelenk auf das linke Knie legen, Fuß flexen. **5** Brustbein noch mal anheben, Rücken gerade machen. **6** Standbein maximal 90° beugen. Knöchel fest aufs Knie drücken. **7** Tief und gleichmäßig atmen, es darf anstrengend werden, im Oberschenkel brennen und im Gesäß ziehen. **8** Andere Seite!

× *Obacht bei Schwindel und maladen Knien.*

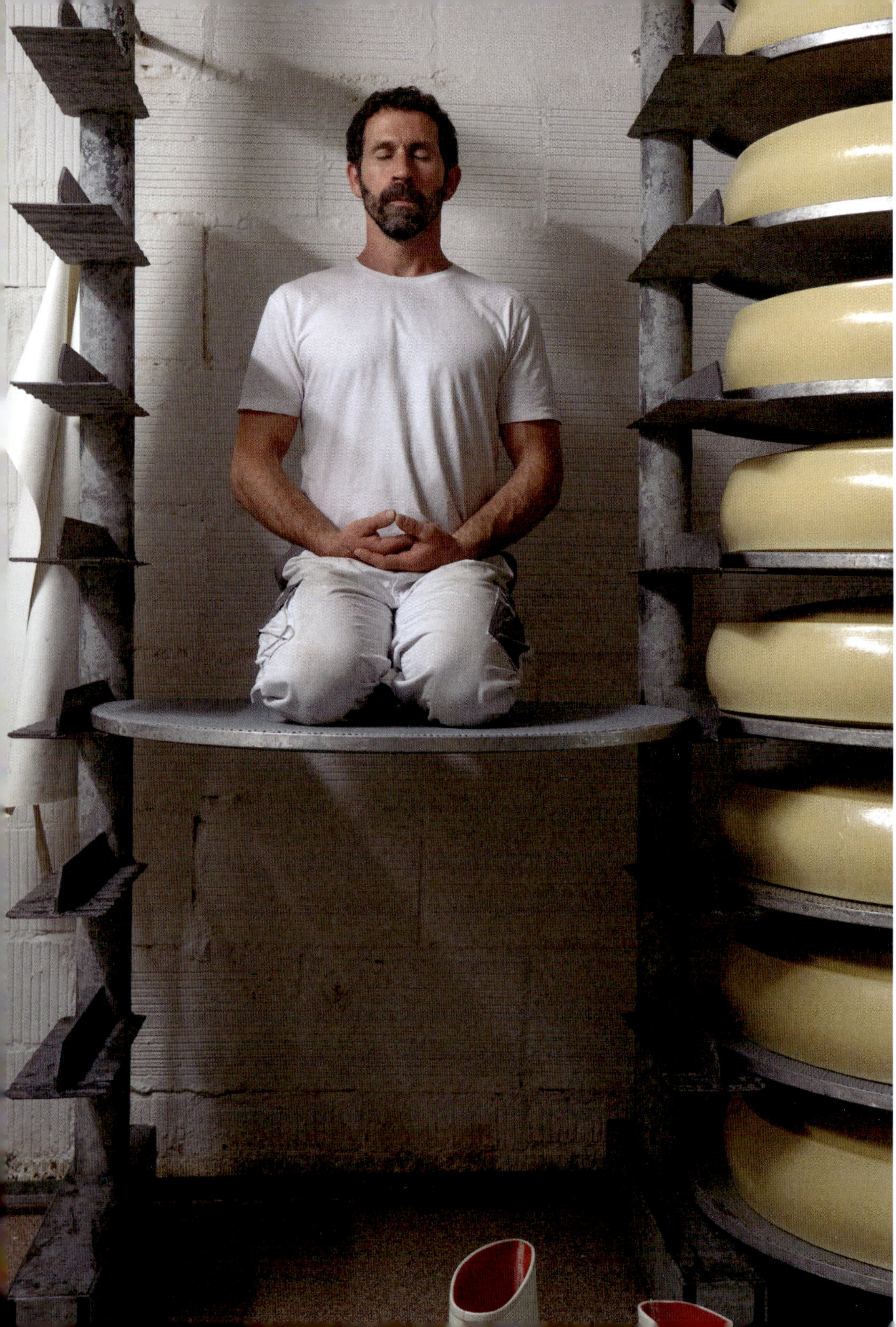

DIAMANTSITZ/ FERSENSITZ

Verglichen mit den Jahrmillionen, die Mutter Natur zur Herstellung schöner Dinge oder Zustände benötigt, Diamanten etwa oder die Schweizer Alpen, ist ein Emmentaler Käse flott gemacht: Zwei Jahre wirken wissende Hände, Propionsäurebakterien, Heupartikelchen und Atmosphäre in meditativer Stille charakterbildend auf ihn ein und in seinen typischen kreisrunden Löchern finden sich dann sogar Schätze: Salzkristalle, die glitzern wie Diamanten. Was lernen wir daraus? Es ist von unermesslichem Wert, sich regelmäßig in eine mentale Zwischenablage zu schieben und allen Impulsen aktiv mit Nichtstun zu begegnen. Für diese mentale Kontinentalverschiebung braucht es keinen kalten Keller im Emmental, nur ein relativ bequemes Plätzchen im Irgendwo und den Atem. Falls die Knie beim Nichtstun nicht mitmachen, tut es auch ein Stuhl.

- Entspannt und beruhigt
- Fördert die Wahrnehmung
- Stärkt innere und äußere Haltung
- Bequemer Meditationssitz

VAJRASANA

REIFE LEISTUNG. **1** Auf einer Decke oder Matte knien, die Knie eng beieinander. Große Zehen berühren sich, Fersen zeigen nach außen, sodass der Po auf die Fußsohlen sinkt. **2** Hände mit den Handflächen nach oben auf den Oberschenkeln ineinanderlegen, Daumenspitzen berühren sich. **3** Wirbelsäule lang machen, Brustbein heben, Schlüsselbeine auseinanderziehen. **4** Schultern entspannt nach hinten und unten rollen. Kein starkes Hohlkreuz machen, aufrecht vom Steißbein bis zum Scheitel sein. **5** Der Kopf schwebt schwerelos auf der Spitze der Wirbelsäule. **6** Kinn ganz leicht nach hinten ziehen, sodass Hinterkopf, Nacken und Wirbelsäule eine gerade Linie bilden. **7** Mit halb offenen oder geschlossenen Augen den Atem fließen lassen, wahrnehmen, was wahrzunehmen ist, und staunen, dass sich so viel tut, ohne dass du irgendetwas tun musst.

41

× *Vorsicht bei Verletzungen oder Schmerzen in den Knien.*

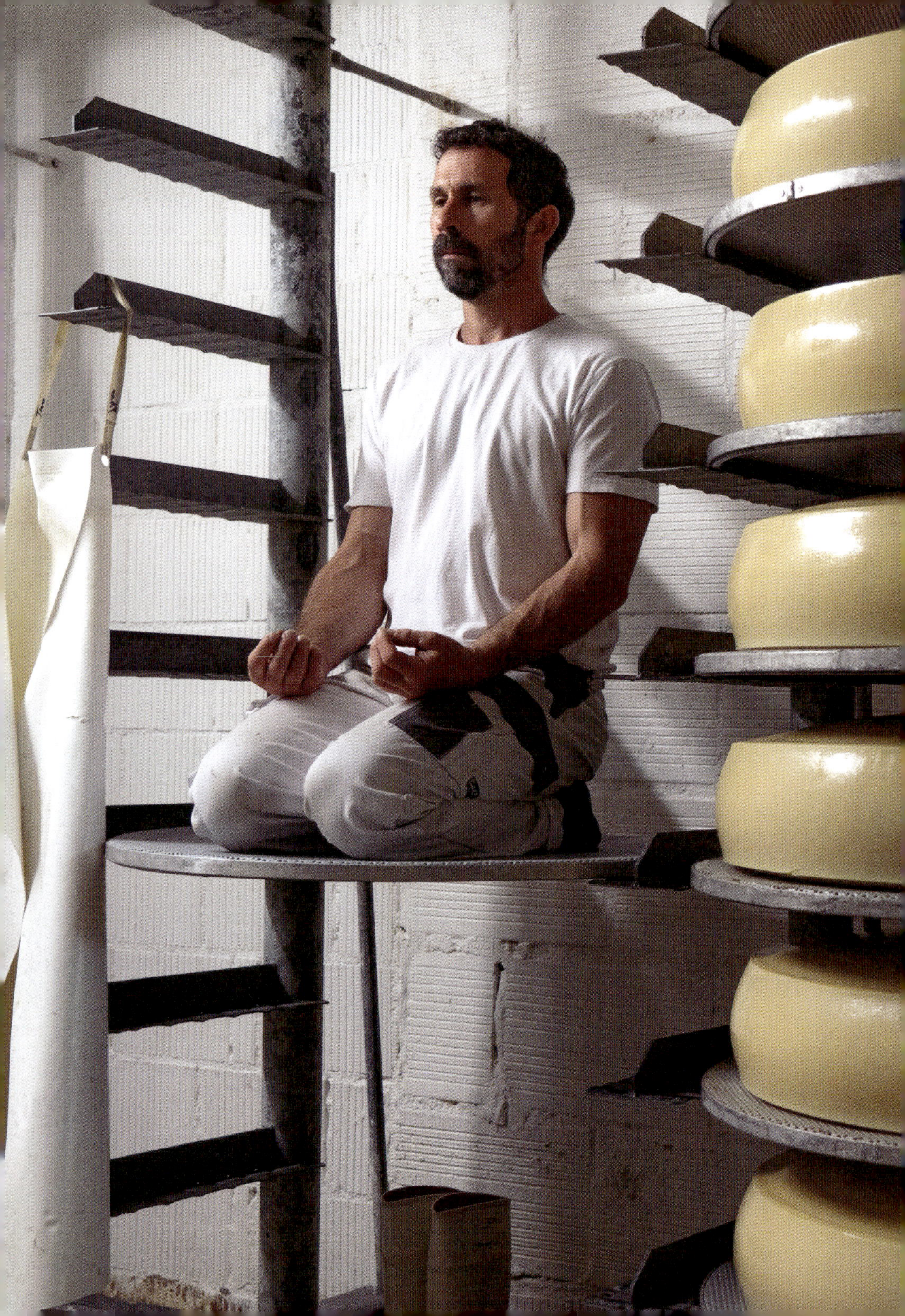

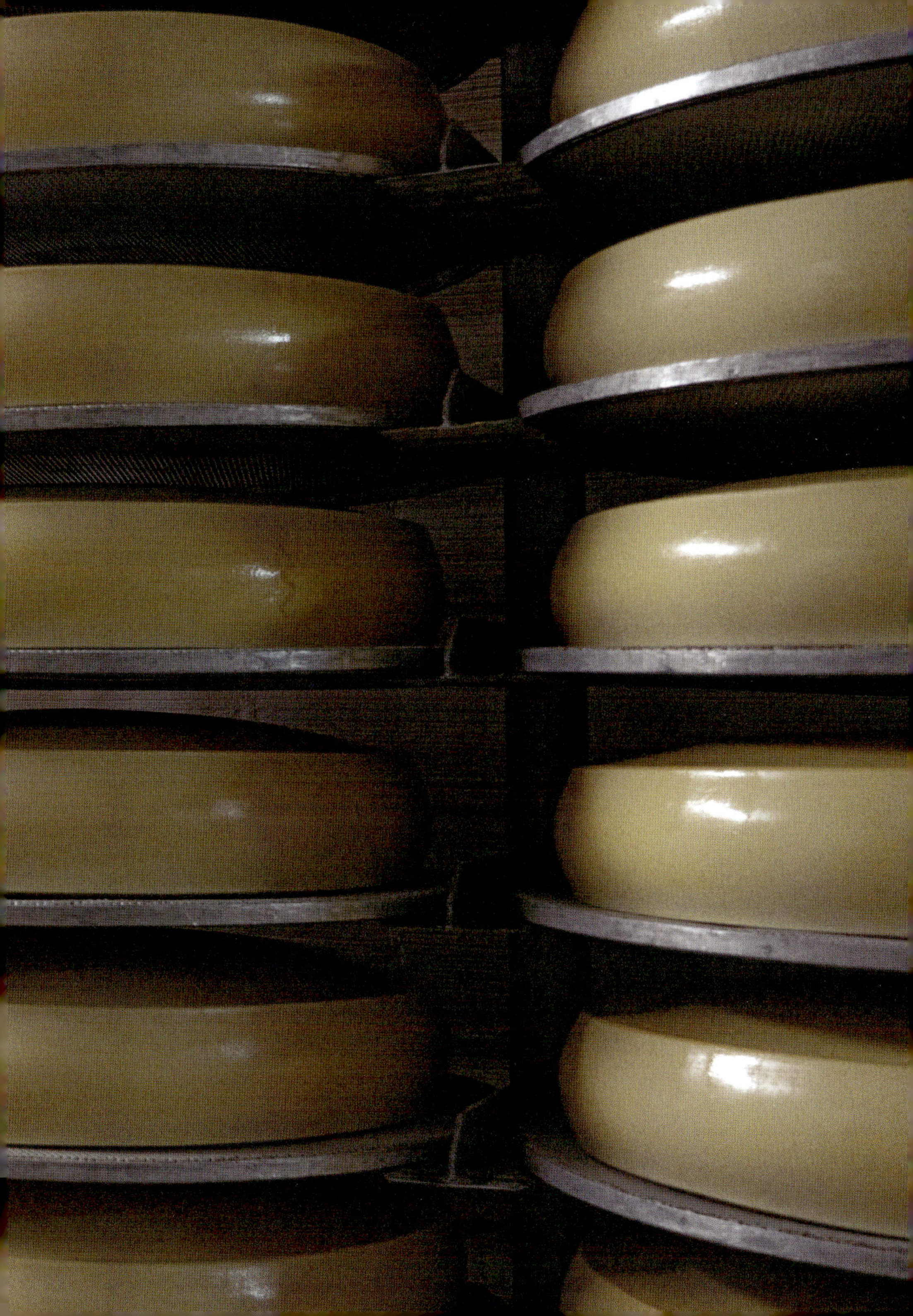

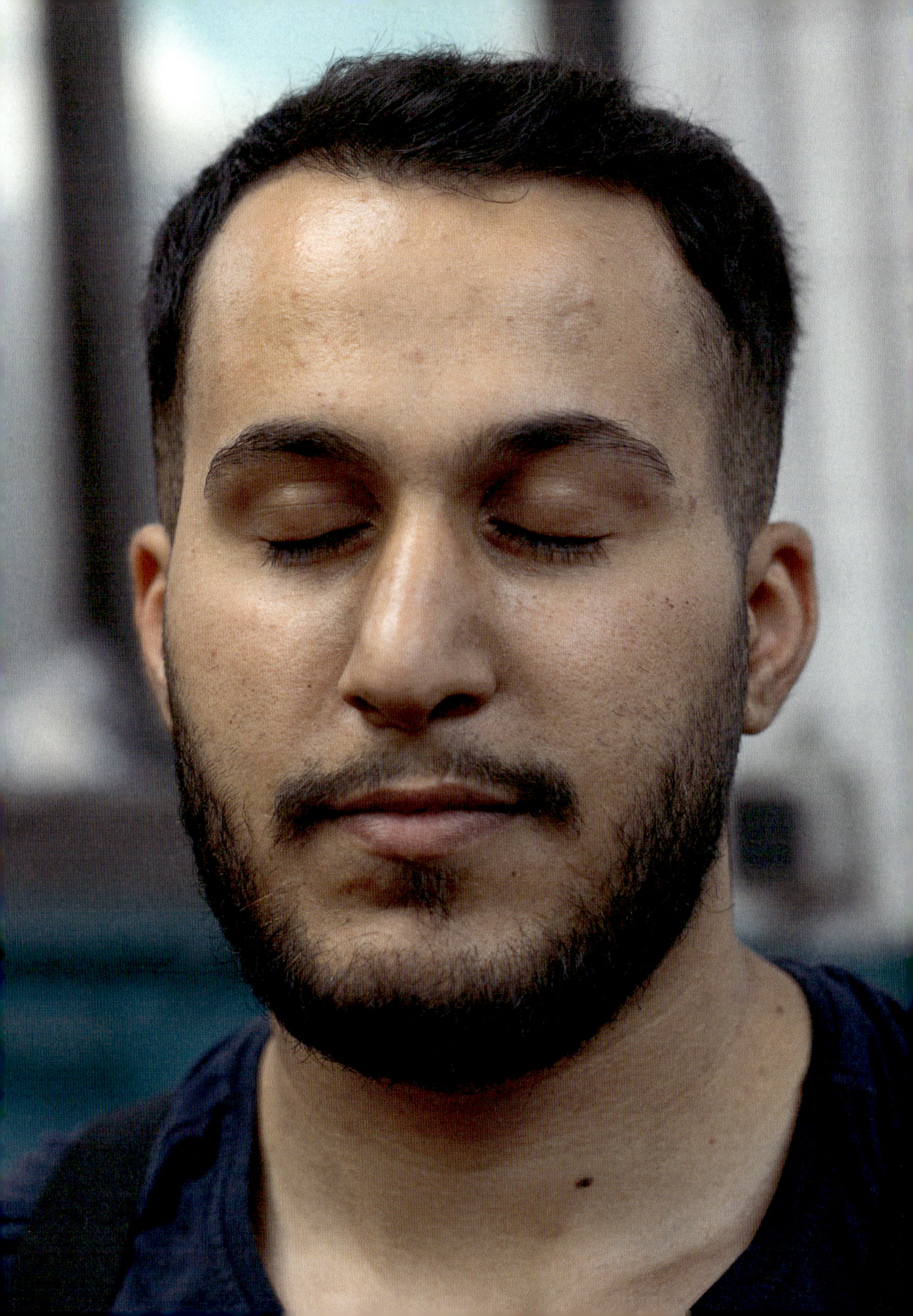

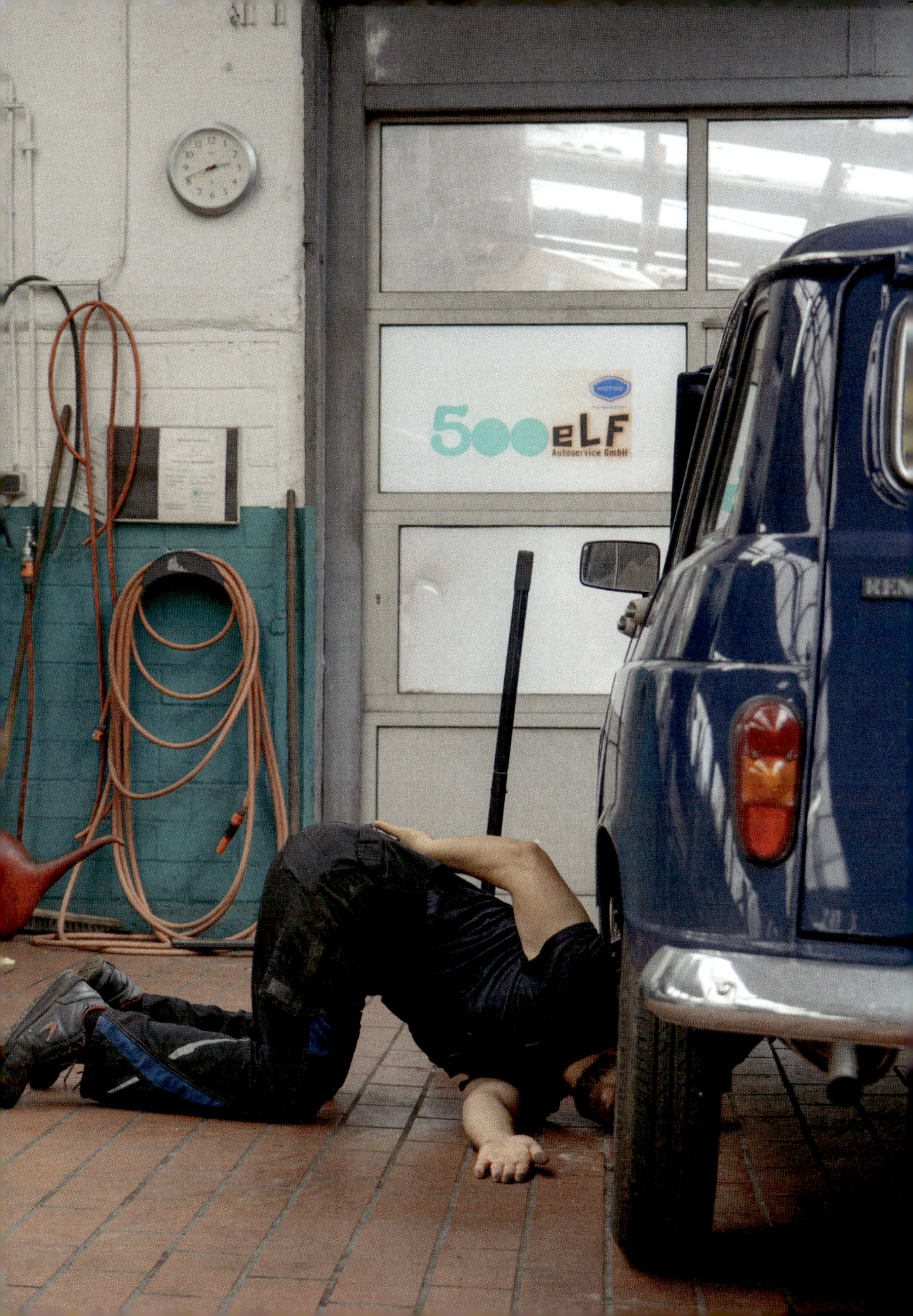
5000ELF
Autoservice GmbH

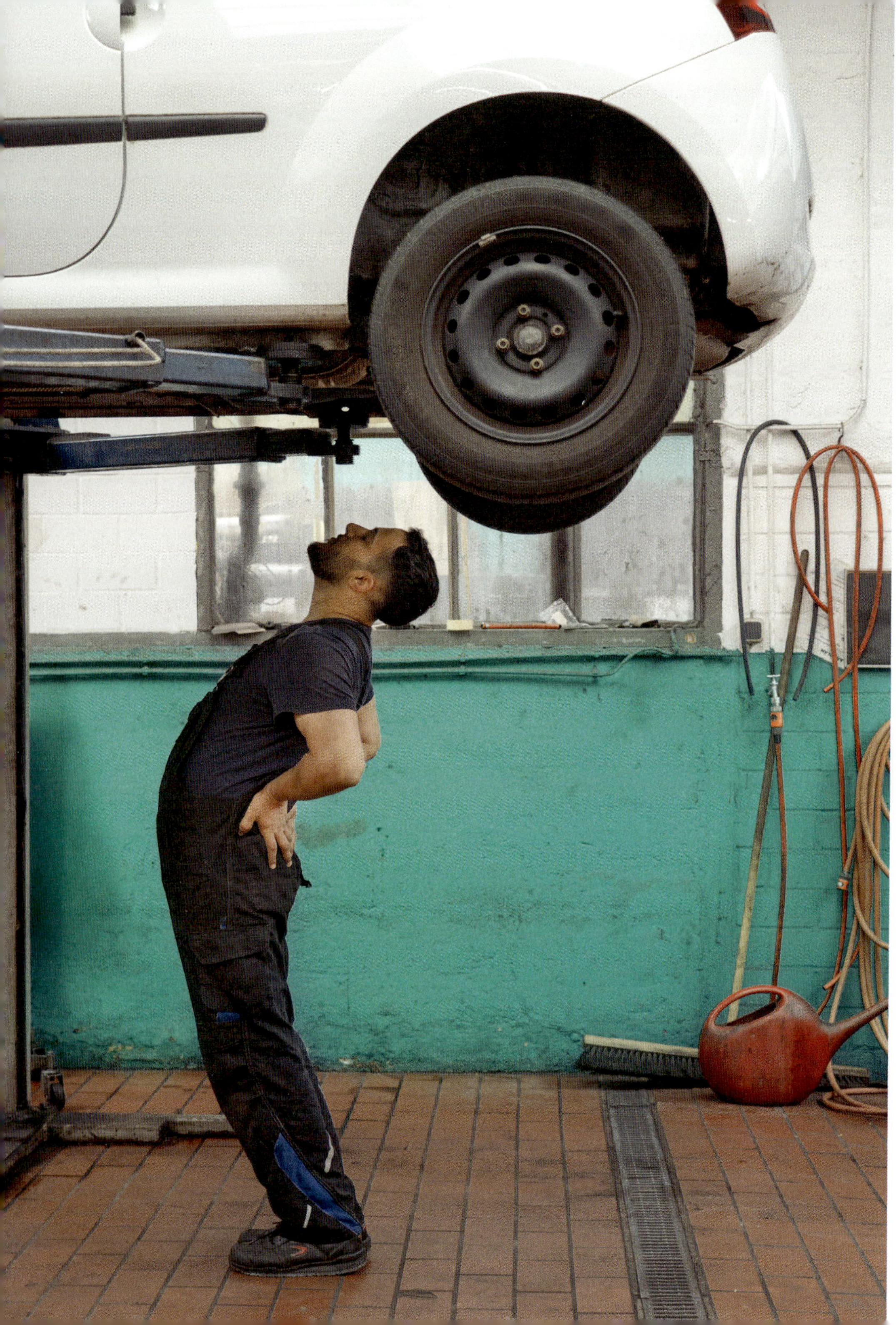

STEHENDES HALBES RAD

Im Gegensatz zu Autowerkstätten sind Yogastudios furchteinflößende Orte voller Mysterien. Von innen leuchtende, poren- und seelentief reine, naturelastische, weibliche Wesen winden sich in kostbar schimmernder, hautenger Yogakleidung auf frisch desinfizierten Naturkautschukmatten. Doch auch in einem dreckstarren Overall, die starken Männerhände herrlich schwarz von Motoröl, kann sich ein mutiges, noch ein wenig steifes, männliches Wesen einer erwachenden Neigung zu indischer Gymnastik unverzagt hingeben, ohne sich zu verbiegen. Die meisten Asanas lassen sich ganz geschmeidig in den Arbeitsablauf integrieren. Wer wollte beispielsweise behaupten, ein stehendes Rad halte den Betrieb auf? Ganz im Gegenteil. Nach diesem kleinen Ganzkörpertuning für Einsteiger lässt sich's easy sogar ein bis zwei Gänge höher schalten.

- ☺ Für Flexibilität von Hüften und Wirbelsäule
- ↔ Dehnt Bauch- und Brustmuskeln
- ϟ Stimuliert die Verdauungsorgane, spendet Energie
- ⊙ Fördert Bewusstsein für Atmung und Balance

ARDHA CHAKRASANA

DER GESTANDENE MANN. Das simple, yogisch korrekte, furchtlose Unter-einer-Hebebühne-Stehen will gelernt sein: **1** Füße hüftbreit positionieren, Außenkanten der Füße gerade nach vorn, Knie nicht einrasten lassen. Mal drauf achten. Aha! Schon machen die Quads bei dieser Übung mit. **2** Gewicht gleichmäßig auf den gesamten Fuß verteilen, auch auf die Fußkanten. Zehen in den Boden pressen. **3** Aus dieser Poleposition (Tadasana, Berghaltung) Hände in die Taille stemmen, Ellenbogen und Schultern nach hinten und unten ziehen. **4** Unteren Rücken stabilisieren, Pomuskulatur anspannen. **5** Einatmen, Becken nach vorn schieben und so weit nach hinten lehnen, dass du ohne jede Anstrengung atmen kannst. 5 Atemrunden halten. **6** Einatmend aufrichten, Arme sinken lassen und in der Startposition einige Atemzüge Entspannung tanken. ✖ *Keinesfalls bei Bandscheibenvorfall und Schwindel.*

47

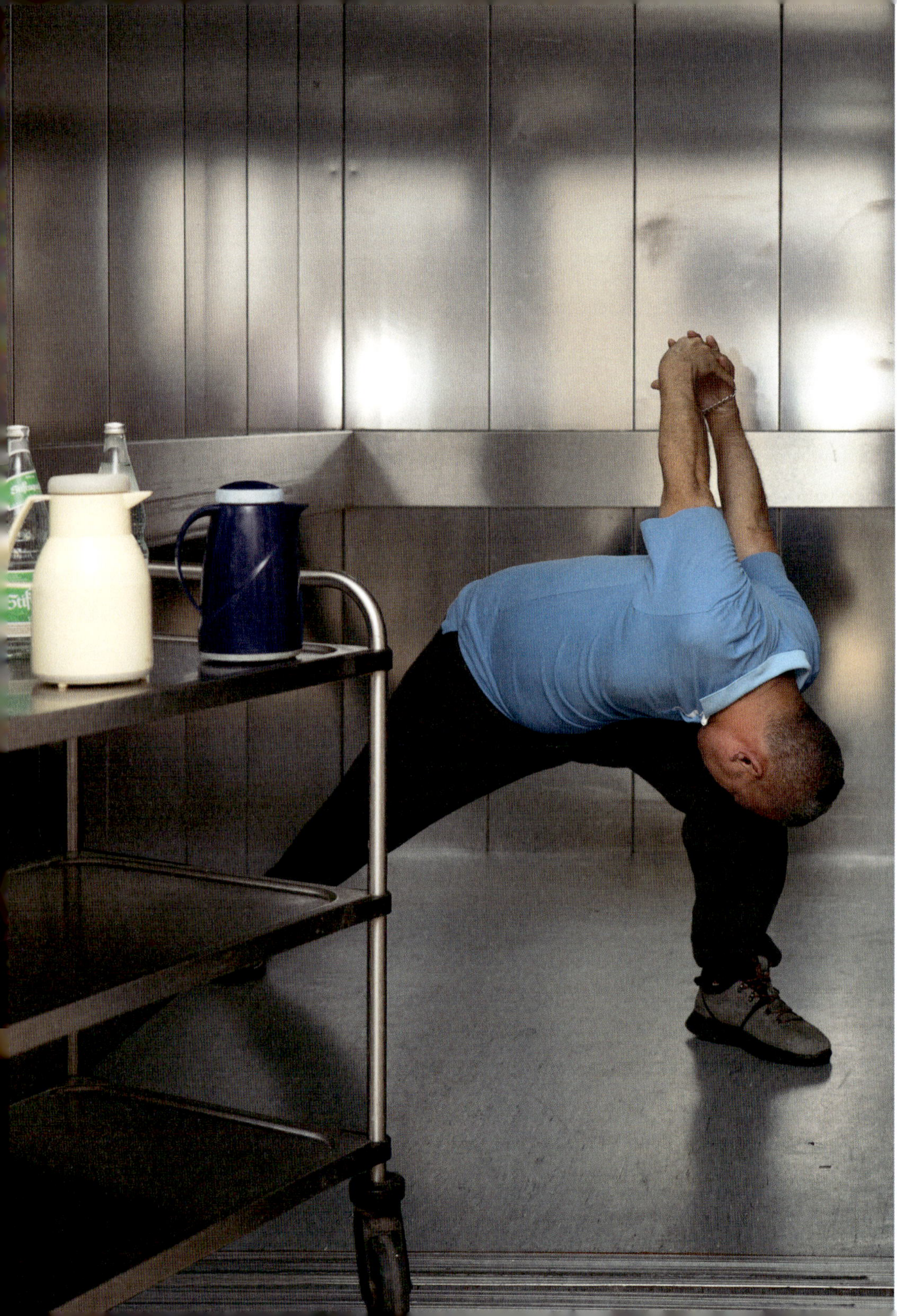

DEMÜTIGER KRIEGER

Airec, ein künstlich intelligenter, breitschultriger Pflegeroboter, arbeitet in einem japanischen Altenheim. Airec kann Patientinnen und Patienten aus dem Bett heben und hinein. Er kann Sprudelflaschen öffnen und Windeln wechseln. Der Edelstahlmann kann mit seinen großen elektrischen Roboteraugen sogar liebevoll schauen. Er murrt nicht über Doppelschichten, miese Bezahlung oder fehlende Wertschätzung. Nie. Das hat er mit seinem Kollegen Martin aus Kuba gemein. Martin kann alles, was Airec kann, und darüber hinaus mit natürlicher Intelligenz lustig und freundlich sein und zitternde, magere Händchen halten. 2040 soll Airec in Serie gehen. Wir hoffen indessen, dass Martin in Serie geht. Wir hoffen auf fürstlich entlohnte Heere demütiger Krieger wie ihn, die weder die kalte Fremde noch Tod noch Altenpflege fürchten und immer wissen, was zu tun ist. Auch bei berufsbedingten Verspannungen in Brust, Schultern und Seele.

- Kräftigt Gluteus maximus und Oberschenkel
- Kräftigt die Bauchmuskeln
- ↔ Dehnt Hamstrings und Wadenmuskeln
- ↔ Dehnt Schultern und Brust
- Erdet und fördert die Selbstreflexion

BADDHA VIRABHADRASANA

SICH MAL VOR SICH SELBST VERNEIGEN.

1 Mit hüftbreitem Abstand zwischen den Füßen aufrecht stehen. **2** Rechts wie auf Schienen einen stattlichen Schritt nach hinten tun. Becken und vorderer Fuß zeigen gerade nach vorn, der hintere 15 bis 45° nach außen. **3** Hände hinter dem Po verschränken, Arme durchstrecken. Wie herrlich dehnt sich schon jetzt die Heldenbrust! **4** Vorderes Knie beugen, bis es senkrecht über dem Knöchel steht. Beide Füße in den Boden pressen, Bauch anspannen. **5** Einatmend den Kopf in den Nacken legen, Brustkorb weiten und ausatmend nach vorn neben das linke Knie beugen. **6** Die Arme gestreckt heben. Kopf entspannen. Geschafft! **7** Nein, doch nicht. Zweite Schicht, anderes Bein. **✕** *Bei Beschwerden in Schultern, Rücken und Knien, bei Bluthochdruck und Schwindel stark sein und bleiben lassen.*

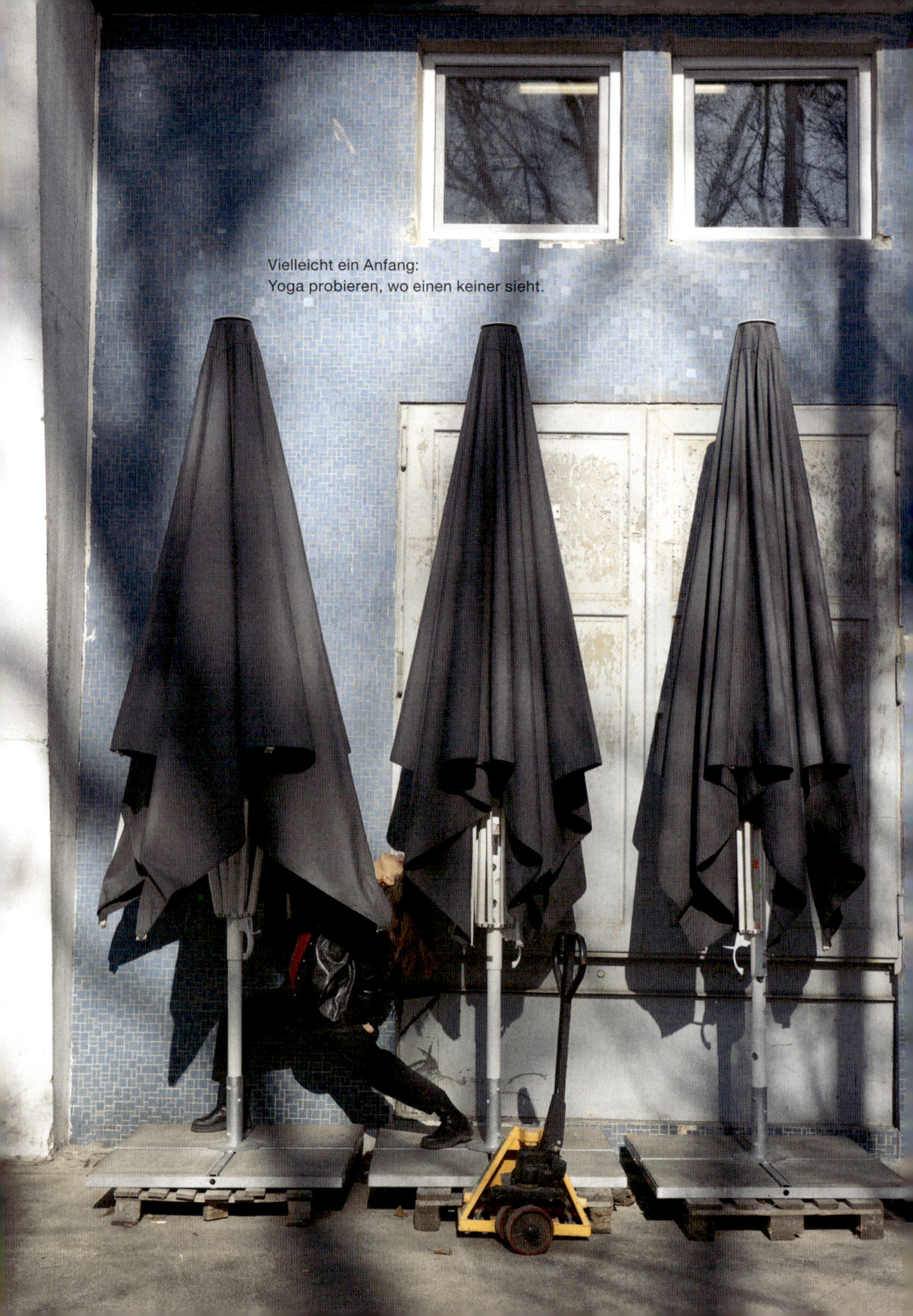

Vielleicht ein Anfang:
Yoga probieren, wo einen keiner sieht.

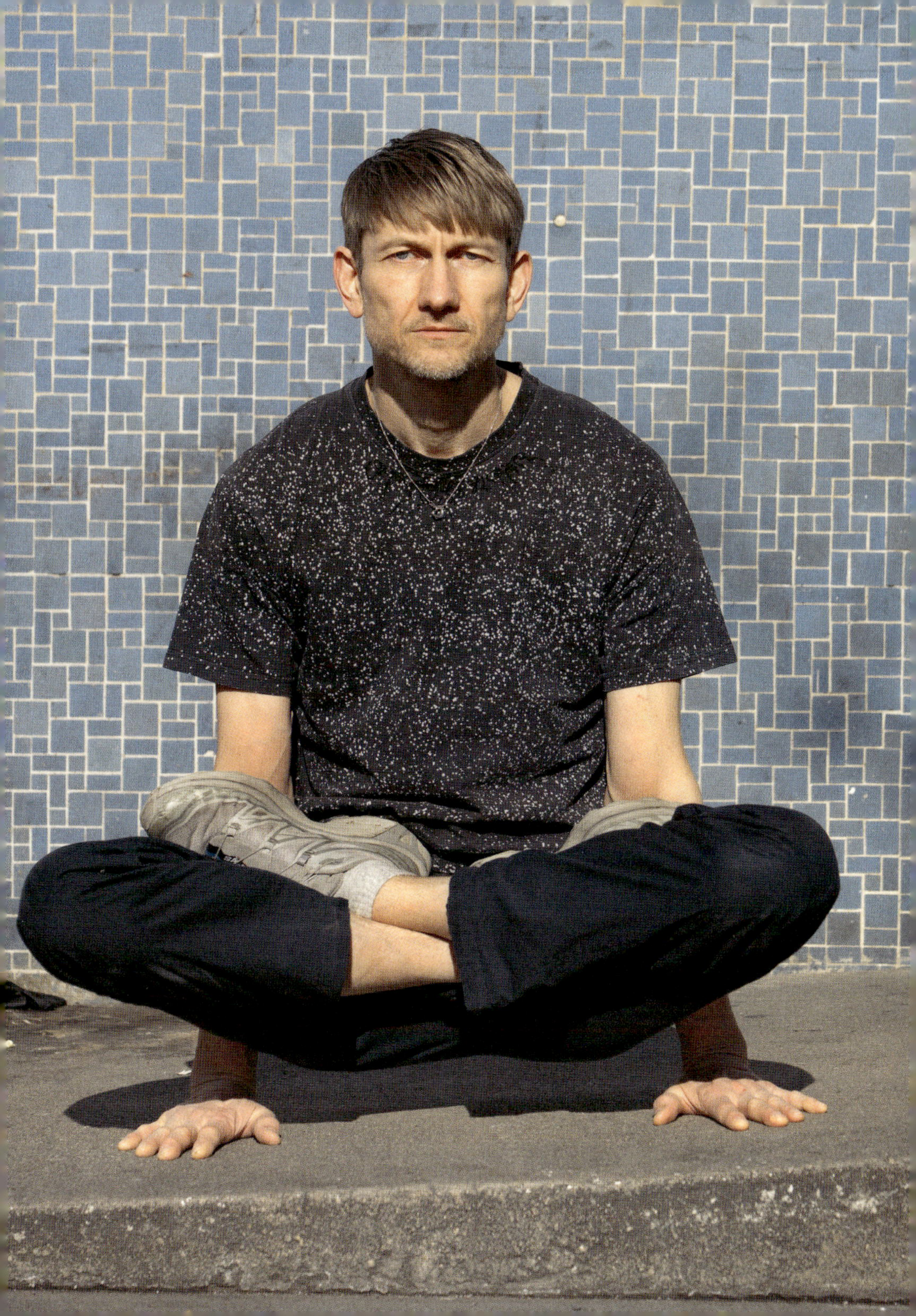

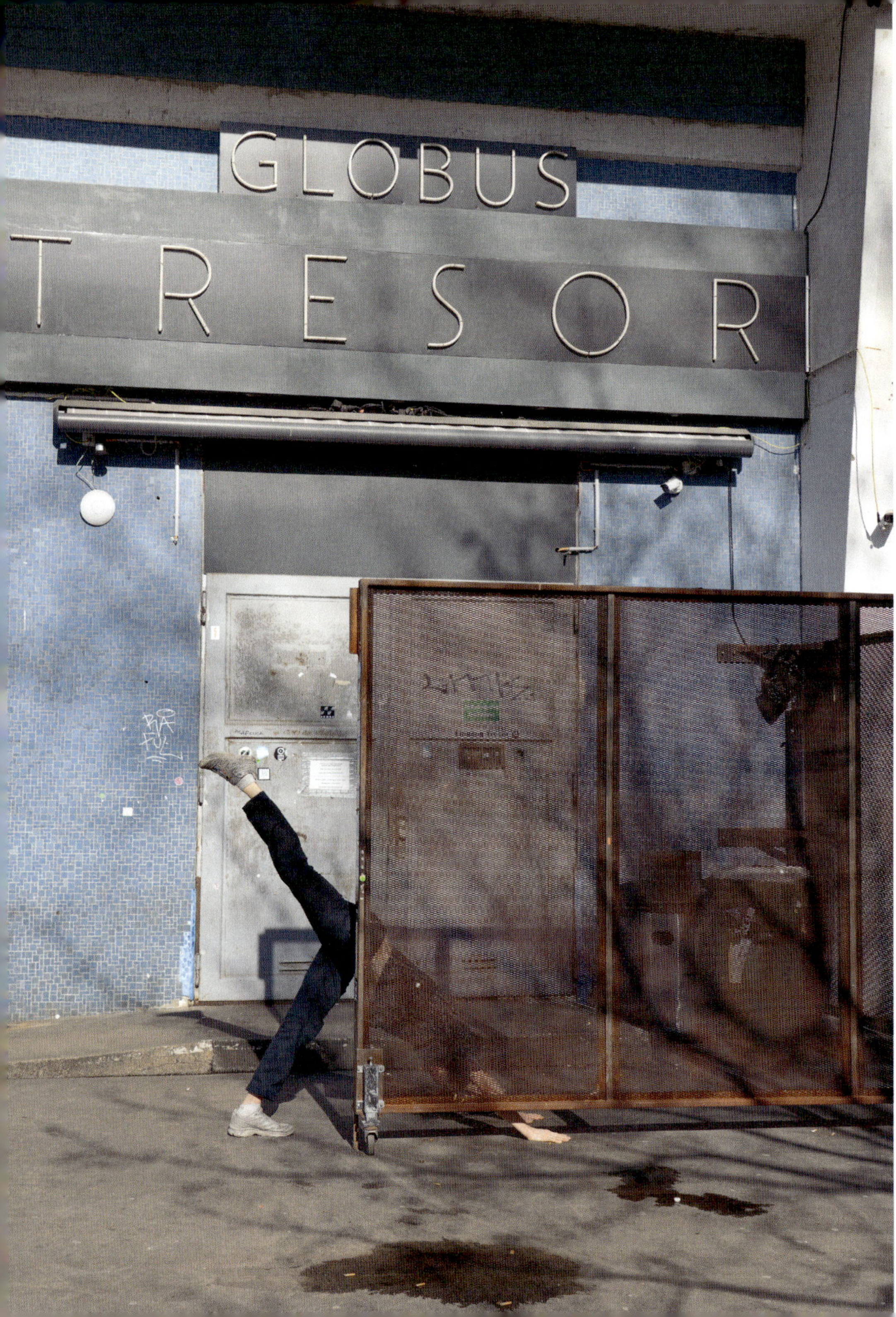
GLOBUS
TRESOR

DREIBEINIGER HUND

TRI PADA ADHO MUKHA SVANASANA

Nach der Party ist vor der Party. Die kurzen, zuweilen zu hellen Tageslichtstunden zwischen zwei Clubnächten wollen weise genutzt werden. Der dreibeinige Hund eignet sich hervorragend, um den mentalen Beat zu checken und Stand- und Spielbein zu justieren. Die Haltung dehnt nicht nur die komplette posteriore Muskelfaszienkette von der Ferse bis zum Steiß und vom Steiß bis zur Stirn, sie lässt den Übenden auch die prachtvolle Länge seines Rückens und die atlashafte Breite seiner Schultern erleben. Es wird ihm eine Lust sein, den räudigen Boden der Tatsachen mit kraftvollen Armen weit wegzudrücken. Was für ein Genuss, tief einatmend erst das eine und dann das andere ganz gestreckte Bein anzuheben und sich wohlig in alle Dimensionen des Universums auszudehnen! Im dreibeinigen Hund könnte man glatt dazu aufgelegt sein zu behaupten, dass Yoga noch glücklicher macht als Technotanzen.

- Stärkt Trizeps, Bizeps, Schultern, Handgelenke
- = Fördert die Balance
- Gut für die Hüftmobilität
- ↔ Dehnt die Wade, stärkt das Bein
- Belebt und entspannt zugleich

ÜBERALL GUT AUFGELEGT. **1** Auf allen vieren: Hände unter den Schultern, Knie unter der Hüfte, Zehen aufgestellt. **2** Bauchnabel zur Wirbelsäule ziehen, Rücken und Nacken gerade. **3** Druck in die Hände geben, Arme strecken, Armbeugen nach vorn ausrichten. **4** Ausatmend Knie anheben, Beine strecken. Fersen Richtung Boden schieben, Steiß nach oben. **5** Fühlen sich Po und Rückseiten der Beine jetzt allzu interessant an, Knie beugen, bis man den Rücken gerade machen kann. **6** Schultern auseinanderziehen und weg von den Ohren. Blick zum Bauchnabel. Brustbein Richtung Boden. **7** Einatmend ein Bein gestreckt so hoch heben, wie das Becken parallel zum Boden bleiben kann. **8** Ferse des anderen umso fester Richtung Boden ziehen. Gewicht gleichmäßig auf beide Vorderpfoten verteilen. **9** Einige Atemzüge halten. **10** Auf die B-Seite wechseln. Macht auch Spaß: gehobenes Bein beugen, Hüfte aufdrehen, Ferse zum Po. **✕** *Bei Bluthochdruck, Migräne und Schwindel gern ein anderes Mal!*

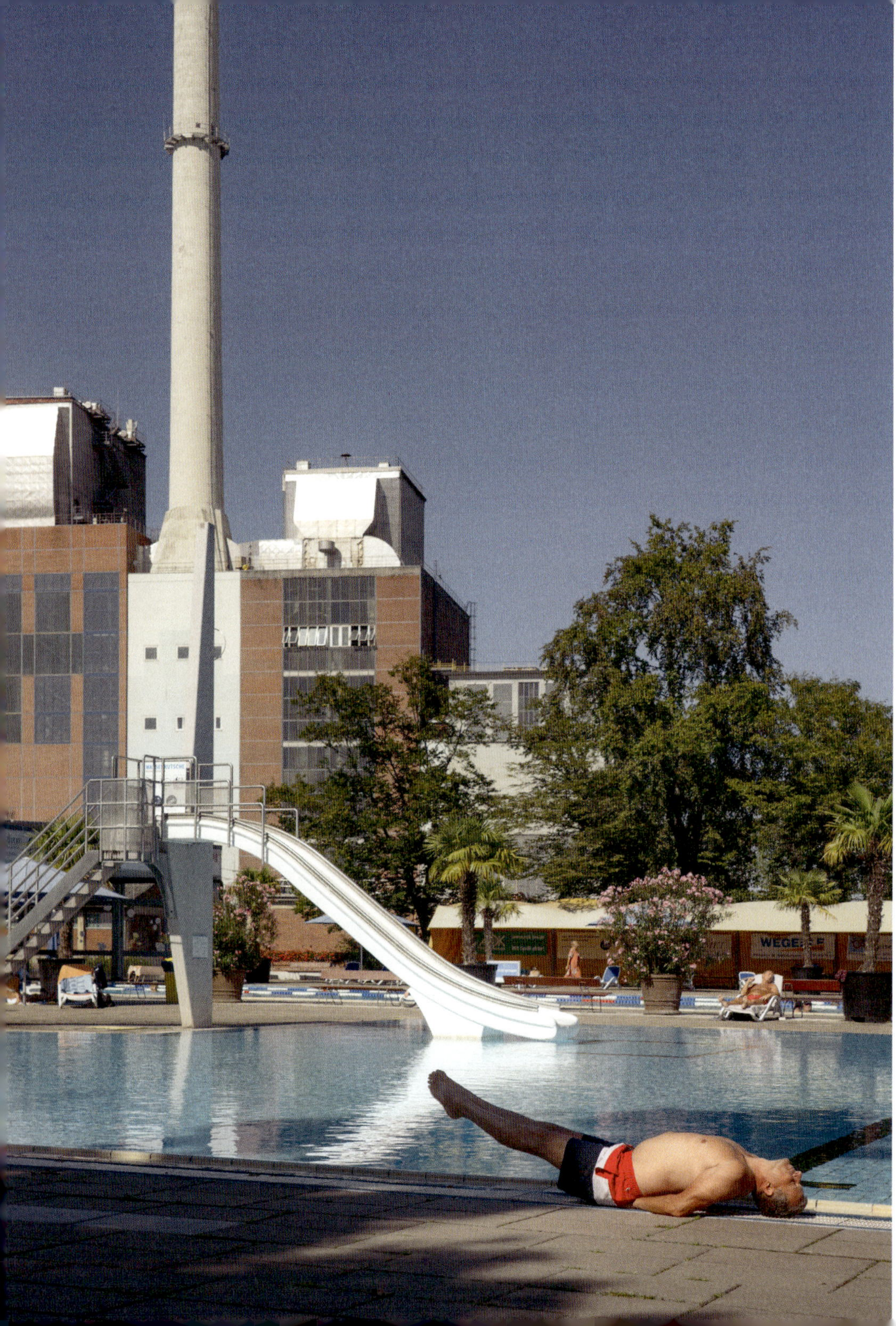

ALEXANDER

FISCH

Bis man sich auf einer Yogamatte oder in einem Yogastudio wie ein Fisch im Wasser fühlt, das kann dauern. Zum Glück bieten sich vor allem in der Badesaison viele Gelegenheiten, entspannt in unbekannte Komfortzonen hineinzugleiten und geheimnisumwobene Körperregionen zu entdecken – Beckenboden, Perineum, Kokzyx etc. Die anmutige Fisch-Pose unterstützt den schüchternen Annäherungsprozess an die yogische Daseinsform nicht nur auf physischer Ebene, sondern auch auf psychisch-spiritueller: Wenn du in dieser schlüpfrigen Inkarnation von Vishnu dem Erhalter und Zerstörer des Weltalls und aller Dinge Herz, Kehle und Kiemen angstfrei entgegenstrecken kannst, ist für dich bald jeder Ort ein guter Ort für Yoga, möglicherweise sogar ein Yogastudio.

- Stärkt den Rücken, harmonisiert die Schilddrüse
- ↔ Dehnt Brust- und Halsmuskeln
- Wirkt einem Rundrücken entgegen
- Nicht bei hohem oder sehr niedrigem Blutdruck, Glaukom
- Stimmt fröhlich und offen, frei und leicht

MATSYASANA

FLOSSEN HOCH! **1** Auf dem Rücken liegend Hände mit den Handflächen nach unten unter den Po schieben, Daumen berühren einander. Schulterblätter zueinanderziehen. **2** Beine geschlossen und bis in die Zehenspitzen gestreckt, Kniescheiben zeigen nach oben. **3** Halswirbelsäule lang, Kinn leicht zum Brustkorb neigen. **4** Mit einer tiefen Einatmung Hände, Unterarme und Ellenbogen in den Boden pressen, um den Brustkorb anzuheben. Dabei entfernt sich das Kinn von der Brust, die Kehle streckt sich. **5** Gleichmäßig weiteratmend Brustkorb weiter nach hinten biegen, Schulterblätter zueinanderziehen. **6** Mit Einverständnis des Nackens den Kopf mit einer Einatmung auf dem Scheitel ablegen. **7** Mund leicht öffnen, um den Kiefer zu entspannen. **8** Durch die Nase weiteratmen. Wenn die untere Rückengräte keine Einwände hat, Bauch- und untere Rückenmuskeln anspannen, die gestreckten Beine heben. **✕** *Nicht bei Bandscheibenvorfall, Nackenbeschwerden, Bluthochdruck und Schwindel. Bei Schilddrüsenbefund das Go vom Arzt einholen.*

55

FUN FACT: BEVOR YOGA ZUR MÄDCHEN-GYMNASTIK WURDE, WAR ES EIN MACHO-WORKOUT, STRICTLY MEN ONLY.

Im Jahr 1937 unterrichtete Sri Tirumalai Krishnamacharya als erster Yogalehrer, der dazu bereit war, eine Frau – die russisch-amerikanische Schauspielerin Eugenie Peterson, später bekannt als Indra Devi. Nach vielen Jahren des Lernens exportierte Indra Devi die indische, athletische Männergymnastik nach Hollywood und die Hollywoodschönen turnen vor allem, um hollywoodschön zu bleiben. Heute üben auf neuneinhalb von zehn westlichen Matten Frauen. Und falls ein Mann im Kurs ist, ist er definitiv ein ganzer Kerl.

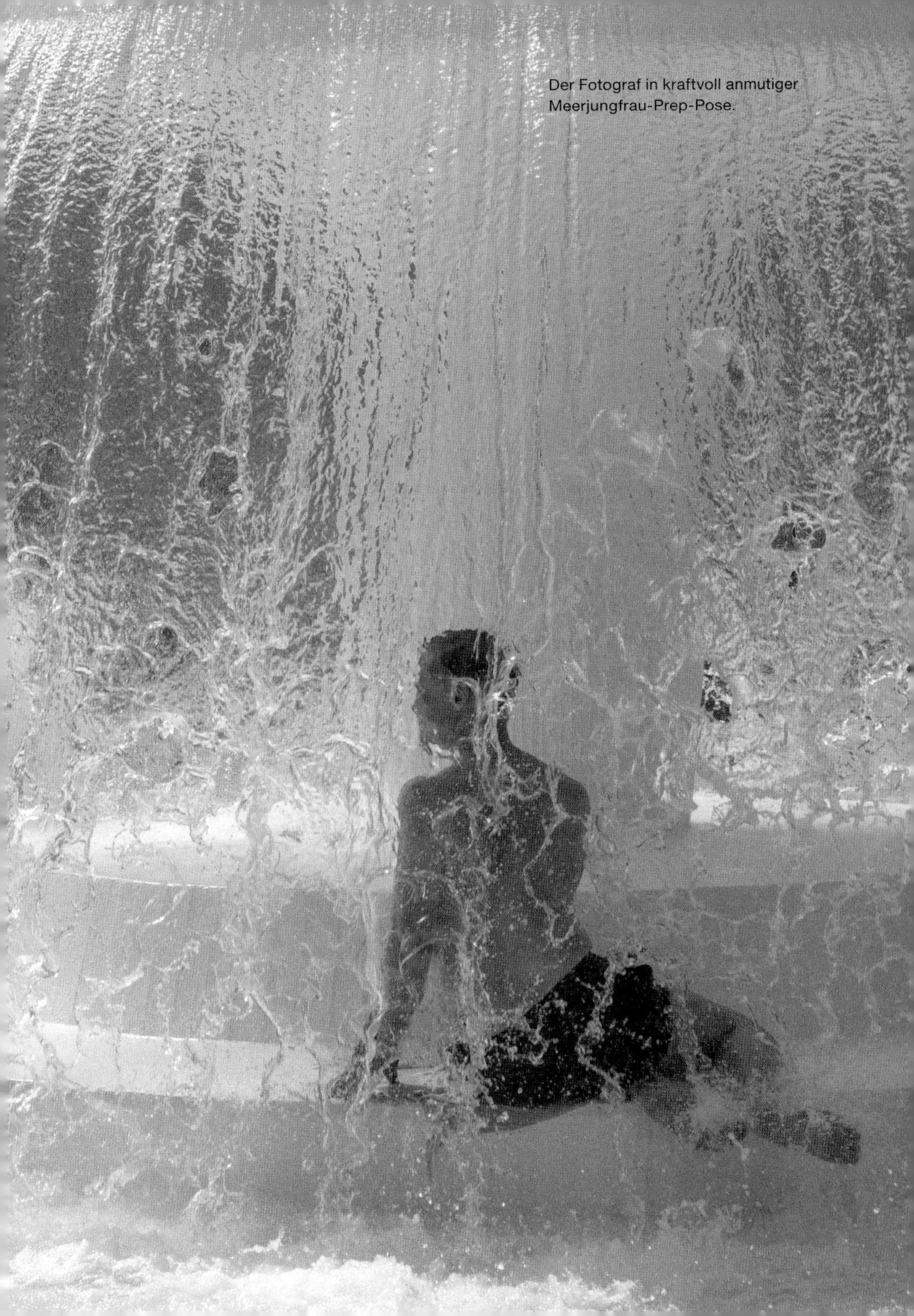

Der Fotograf in kraftvoll anmutiger Meerjungfrau-Prep-Pose.

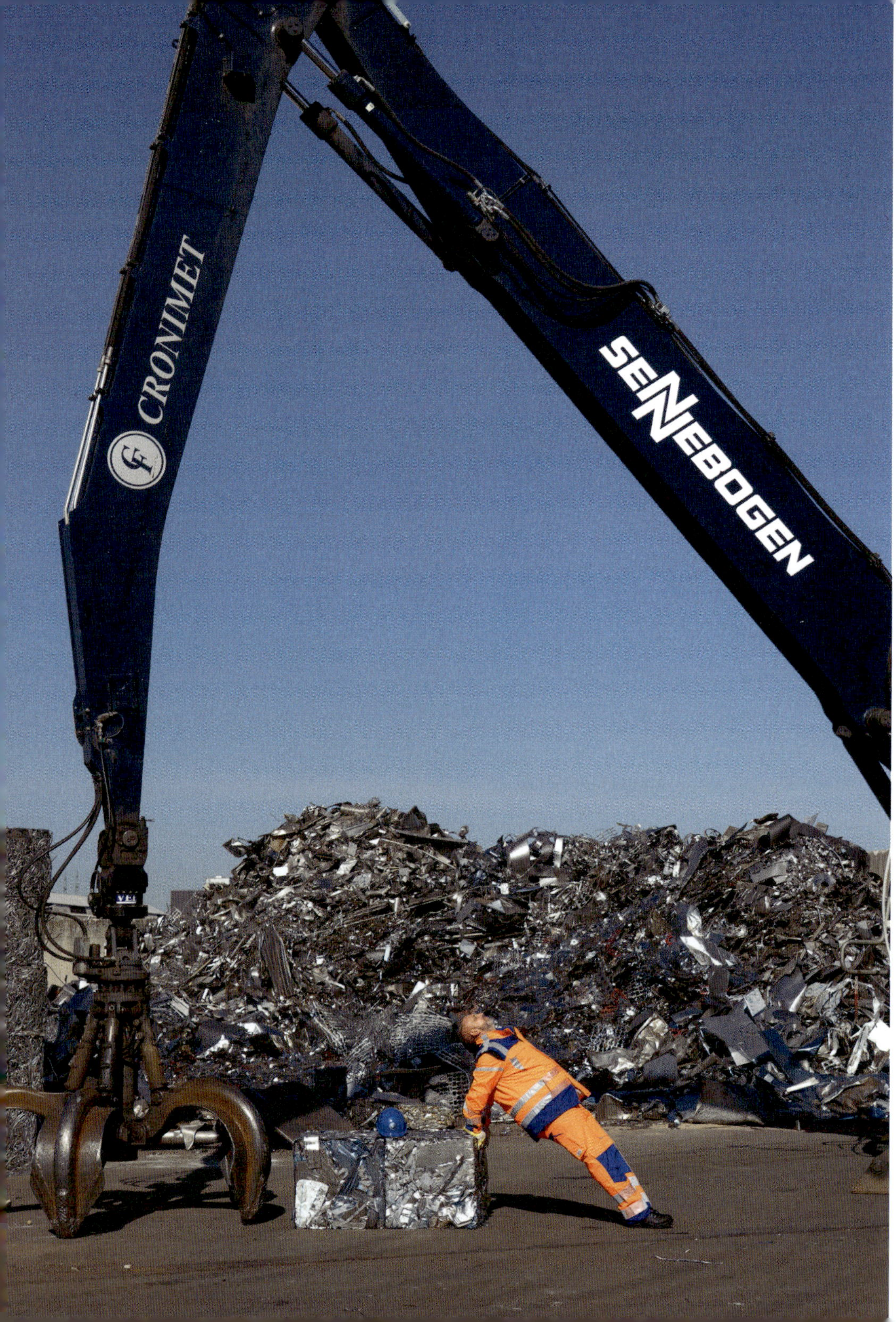

DOMINIC

SCHIEFE EBENE

Jedermann hat sein Päckchen zu tragen. Handelt es sich dabei um einen halben Kubikmeter alten Stahl, wiegt das Päckchen rund eine Tonne. Handelt es sich um Altlasten aus Kindheit oder Beziehungen etc., lässt sich das Gewicht oft kaum ermessen. Was ist die Folge? Runder Rücken, hängende Schultern, eingesunkene Brust, bleierne Schwere im verdunkelten Herzen. Mit der links demonstrierten Pose, die wörtlich übersetzt ganz sachlich „nach Osten ausgerichtete Dehnung“ heißt, gewinnt man auf Instagram keinen Blumentopf für zirkusreife Akrobatik und Sexyness. Aber man gewinnt im Hier und Jetzt eine leichte Ahnung davon, wie es sich anfühlt, wenn eine Last von den Schultern fällt und die Morgensonne aus stahlblauem Himmel volle Kanne durch offene Vorhänge ins frisch ausgemistete Herzkämmerlein scheint. Ja, Yoga und Atmen können durchaus seelenarbeitserleichternd sein.

- ↔ Dehnt und stärkt Handgelenke und Arme
- Dehnt und stärkt Brust und Schultern
- Lindernd bei Ischias
- ↔ Dehnt die Vorderseite der Fesseln
- Stärkt Hand- und Fußgelenke
- Macht den Geist leicht und wach
- Öffnet neue Perspektiven

PURVOTTANASANA

ALLES GERADERÜCKEN. Man nehme einen Stuhl, Hocker, Block, der nicht wegrutschen oder umkippen kann (!!!), oder am besten ein Päckchen alten Stahl. **1** Auf die Kante setzen, Ober- und Unterschenkel im rechten Winkel. **2** Hände neben dem Po aufstützen. Finger zeigen nach vorn. **3** Arme strecken, Brustbein heben. **4** Po abheben und mit den Füßen nach vorn wandern, bis der Körper gerade ist wie ein Brett. **5** Füße zusammen und gerade nach vorn, Fußsohlen in den Boden pressen. **6** Brustbein heben, Schulterblätter zusammenziehen. **7** Weiteratmen. **8** Je nachdem, was angenehm ist, zu den Füßen oder nach oben schauen oder den Kopf in den Nacken legen. ✖ *Sind die Handgelenke verletzt oder empfindlich, besser nicht. Ist der Nacken empfindlich, Kopf gerade lassen.*

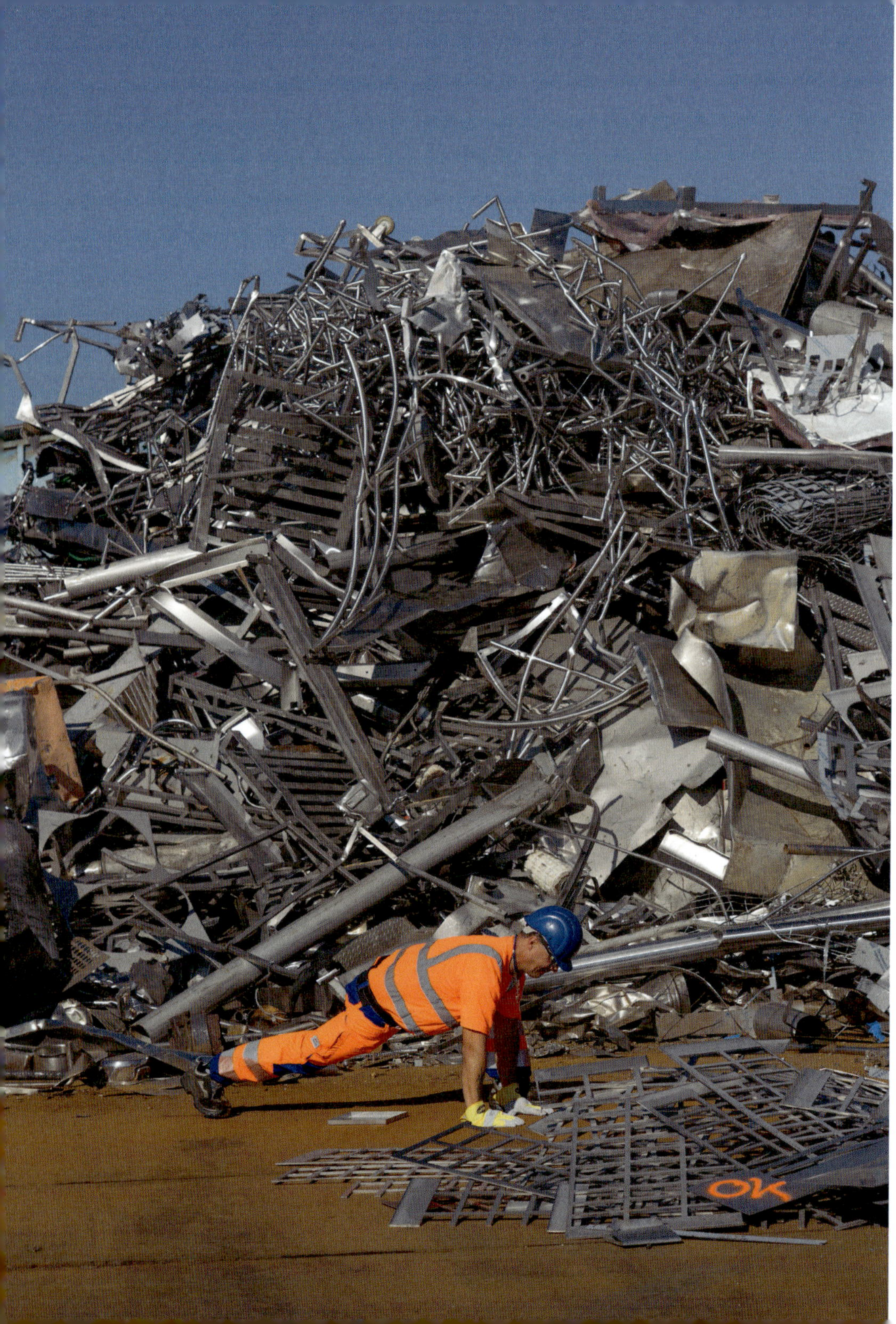
OK

EIDECHSE

Das Wort „Eidechse" hat sich angeblich aus dem althochdeutschen „Egidehsa" herausgepellt und hat mit Eiern nichts zu tun. „Ei" steht für „flink", „dehsa" für „kleines Tier". Will ein Mann, gleich welcher Größe, flink und wendig wie die links zu beobachtende Karlsruher Ruineneidechse Podarcis siculus werden, sein und bleiben, tut er gut daran, Mobilität, Flexibilität und Tonus seiner Leistengegend Aufmerksamkeit zu schenken. Anders als die Eidechsen, für die Mutti Natur sich so geile Tricks wie Sollbruchstellen ausgedacht hat, an denen der Schwanz abgeworfen werden und nachwachsen kann, muss der Homo sapiens ohne körpereigenes Ersatzteillager auskommen und vor allem an den großen Scharnieren kontinuierliche Wartungs- und Instandhaltungsmaßnahmen vornehmen, um nicht einzurosten und vor seiner Zeit zum alten Eisen zu gehören. Das Naturgesetz „Use it or lose it" gilt nicht nur für sein bestes Stück, sondern für sämtliche Teile der Baureihe Mann.

- Hält oder macht die Hüfte flexibel und mobil
- Kräftigt Sehnen und Bänder im Knie
- ↔ Dehnt den Psoas
- Kräftigt Arm- und Beinmuskulatur
- Kräftigt den Oberkörper
- ☆ Sieht tierisch gut aus

UTTHAN PRISTHASANA

EXZELLENTER ROSTSCHUTZ. **1** Entweder aus dem herabschauenden Hund (Seite 52) kommend den linken Fuß außen neben der linken Hand aufstellen. Oder aus einem weiten Ausfallschritt kommend beide Hände neben dem linken Fuß unter den Schultern in den Boden pressen, Arme gestreckt. **2** Das hintere Bein lang machen, Knie durchdrücken, Ferse nach hinten ziehen. **3** Der vordere Fuß kann für intensivere Korrosionsbehandlung der Leisten auch weiter nach vorn und weiter außen aufgestellt werden. **4** Wer seine Leisten noch intensiver erleben will: auf die Unterarme kommen und auf die Außenkante des vorderen Fußes rollen. Versuchen, den Rücken nicht zu runden. Wenn's zu doll ziept: hinteres Knie ablegen. **5** Extrem hilfreich in jeder Version: atmen, gleichmäßig, tief und ununterbrochen. 5–10 Atemzüge verharren. **6** Zweite Runde, zweite Seite.

✕ *Bei Bluthochdruck, Verletzungen und/oder Beschwerden in Hüfte, Knien, Schultern oder Nacken besser nicht!*

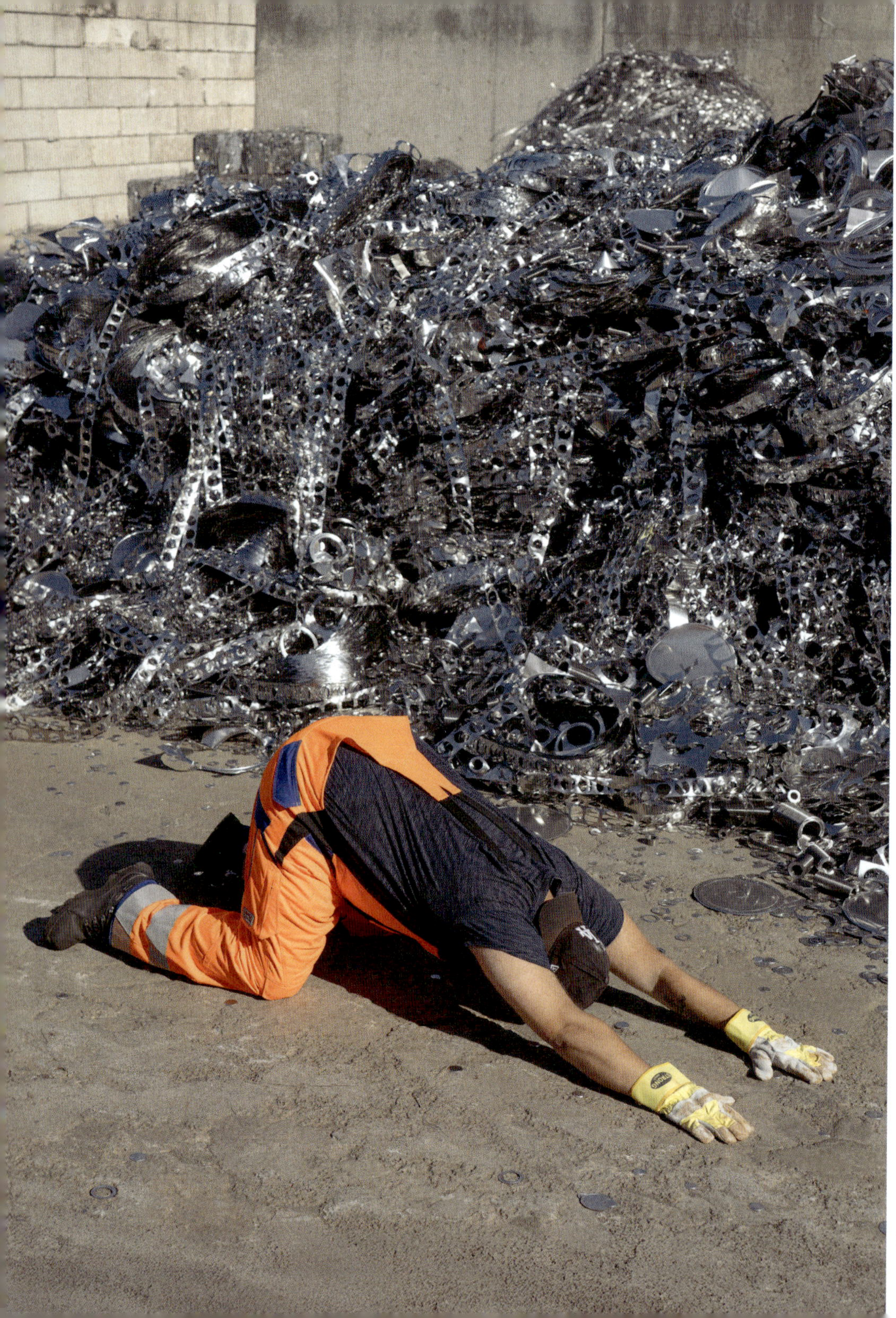

SCHMELZENDES HERZ

Bei rund 1.400 Grad Celsius liegt der Schmelzpunkt von Stahl, je nach Legierung. Steine schmelzen ab etwa 800 Grad Celsius, je nach mineralischer Zusammensetzung und Umgebungsdruck. Der Schmelzpunkt eines noch so harten Burschen hingegen ist fix erreicht. In der richtigen Haltung genügt Zimmertemperatur, ein mittägliches Hochsommerhoch im Klimawandel beschleunigt den Vorgang enorm. Wer es jetzt wagt, auch wenn's Yoga ist, seine Wirbelsäule zwischen Steißbein und Atlaswirbel so richtig lange lang zu machen, 30 Sekunden etwa, kann was erleben in seiner Mittagspause. Eine Wohltat für den Rücken und für ein vor Dankbarkeit heißes Herz – für einen Körper und einen Geist, die sich kampflos hingeben und die Stirn an Mutter Erdes Brust ausruhen können. Und schon schmilzt es dahin, das eigentlich ja ohnehin butterweiche Ding.

- Kräftigt die Schultern
- Öffnet den Brustkorb
- Entspannt die Wirbelsäule
- Entspannt den Kopf
- Beruhigt

ANAHATASANA

DEN SCHMELZPUNKT SENKEN. Es sieht auf den ersten Blick nicht so aus, doch diese Haltung ist eine beglückend wirkende Rückbeuge. **1** Auf alle viere kommen. **2** Das Becken steht genau senkrecht über den Knien und dort bleibt es auch. **3** Zehen aufstellen. **4** Bauch aktivieren. **5** Mit den schulterbreit oder etwas breiter aufgestellten Händen und mit langem, geradem Rücken nach vorn krabbeln. **6** Blick gerade nach unten. **7** Schulterblätter dabei auseinanderziehen und Schultern weg von den Ohren. **8** Brustbein Richtung Boden schieben. **9** Die Arme ganz gestreckt, Armbeugen zeigen zueinander und die Hände pressen fest in den Boden. **10** Wenn der Boden dazu einlädt, die Stirn ablegen. **11** Dahinschmelzen. ✕ *Gut auf Schultern und Knie achten. Wenn es in den Schultern weh tut, Arme weiter ausbreiten.*

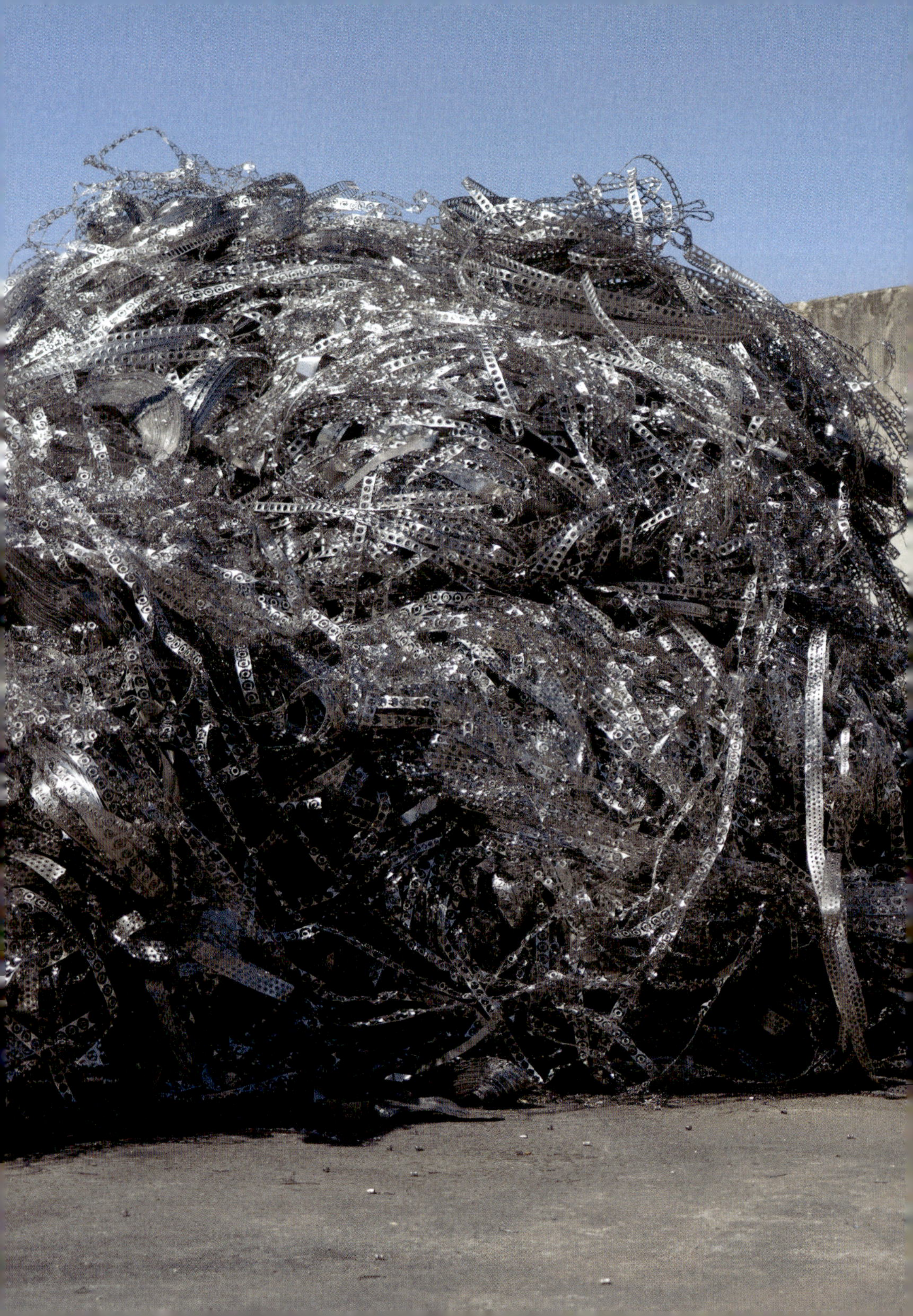

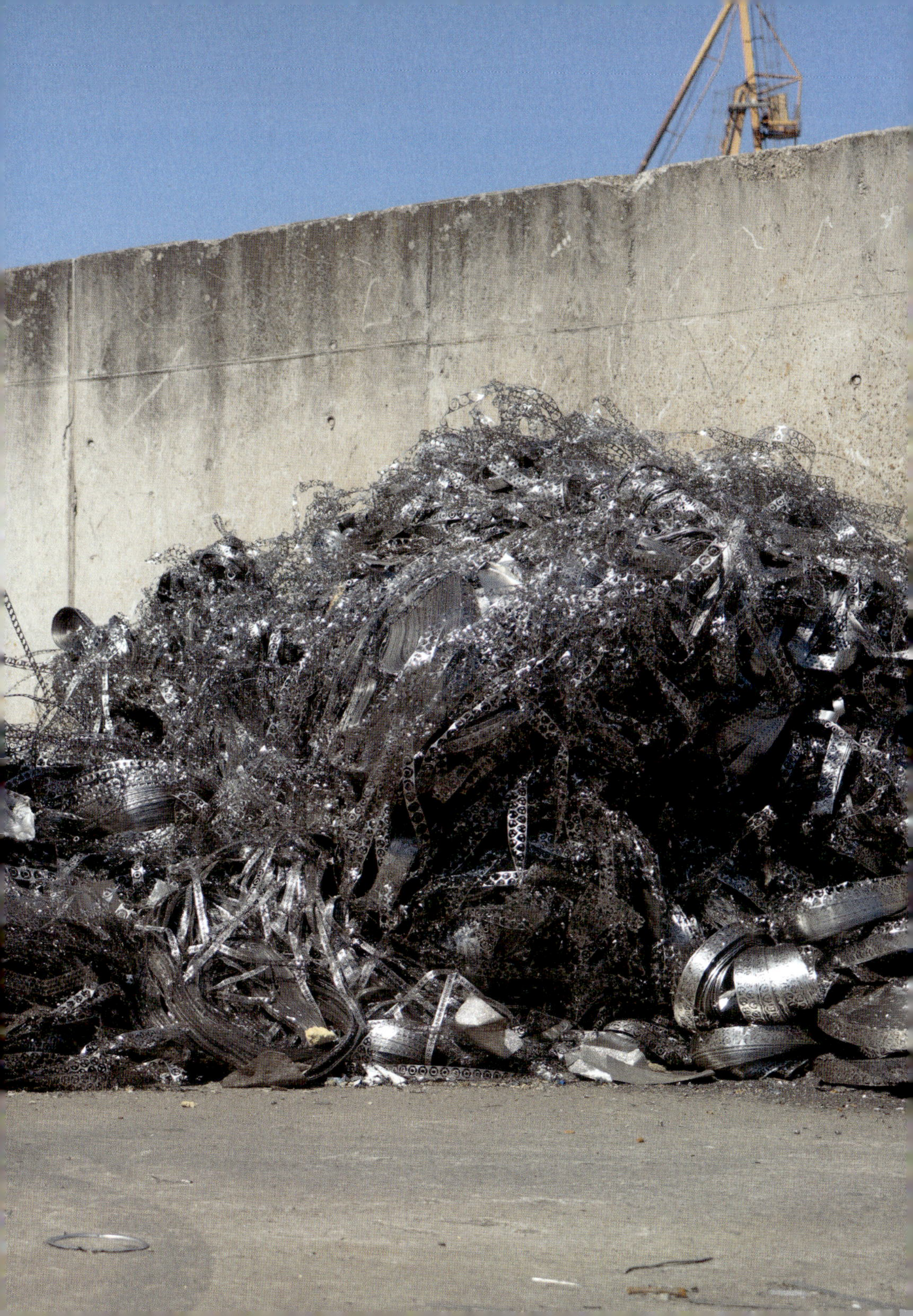

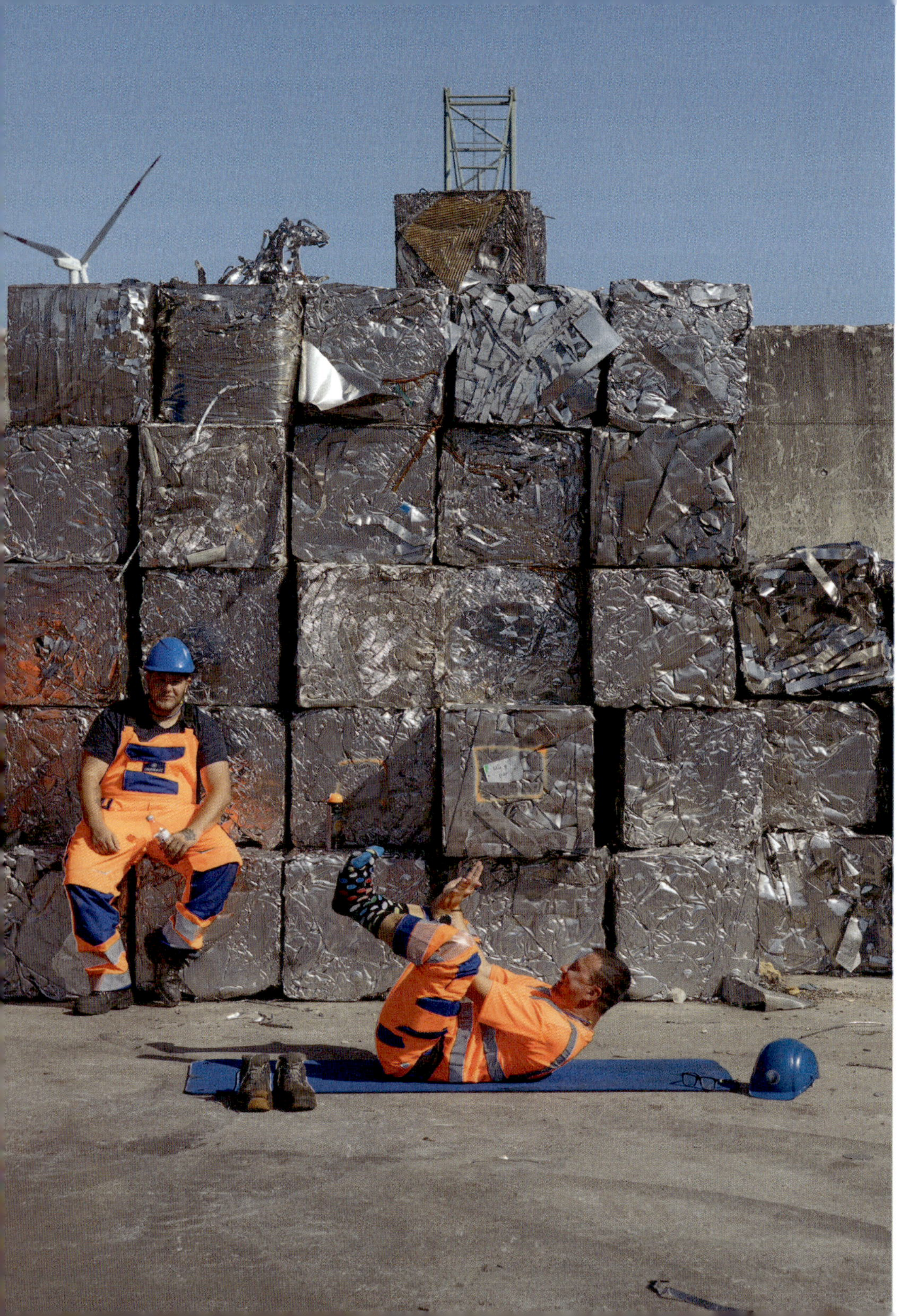

LIEGENDE KRÄHE

Wer einmal im Herbst einen Baum voller Krähen erlebt hat, wird es nicht glauben, doch diese Schreihälse gehören innerhalb der Gattung der Raben zur Unterordnung der Singvögel. Im Yoga gehört die Krähe zur Unterordnung der Armbalancen. Diese Übungen sind bei männlichen Yoga-Novizen beliebt, weil sie weiblichen Yogis darin oft aufgrund größerer Kraft in Oberkörper und Bizeps endlich einmal überlegen sind, was ihren verletzlichen, vielleicht noch etwas unelastischen Egos guttut. Ein Mann jedoch, der es nicht nötig hat, sich an irgendeiner oder irgendeinem oder irgendwas zu messen, wird Gefallen an dieser Krähe-Version in Rückenlage finden. Sie ist ein leuchtendes Beispiel dafür, dass man auch im Liegen fliegen kann, wenn man sich nur ein bisschen zusammen- und gleichzeitig leichtnimmt. Die Bauchmuskeln werden ein Liedchen davon singen beziehungsweise kreischen.

- Hilft, Winde loszulassen
- Macht eisenharte Bauchmuskeln
- Verdauungsfördernd
- Kräftigt Rumpf und Nacken
- Mobilisiert die Hüfte
- Ist schön anzuschauen

SUPTA BAKASANA

ANGEBERN EINEN VOGEL ZEIGEN. **1** Auf den Rücken legen. **2** Knie Richtung Schultern ziehen, sodass Po und Kreuzbein vom Boden abheben. **3** Knie noch mehr anziehen, Füße flexen. **4** Hände locker vor die Brust nehmen, Kopf und Oberkörper anheben. **5** Arme kraftvoll zwischen den Beinen ausstrecken und Fingerspitzen zu dir ziehen. **6** Arme gegen die Innenseiten der Knie drücken und die Innenseiten der Knie gegen die Arme. **7** Feststellen, dass Übungen in Rückenlage nicht automatisch gemütlich sind. **✕** *Nicht bei Rückenverletzungen, Bandscheibensachen und Übelkeit.*

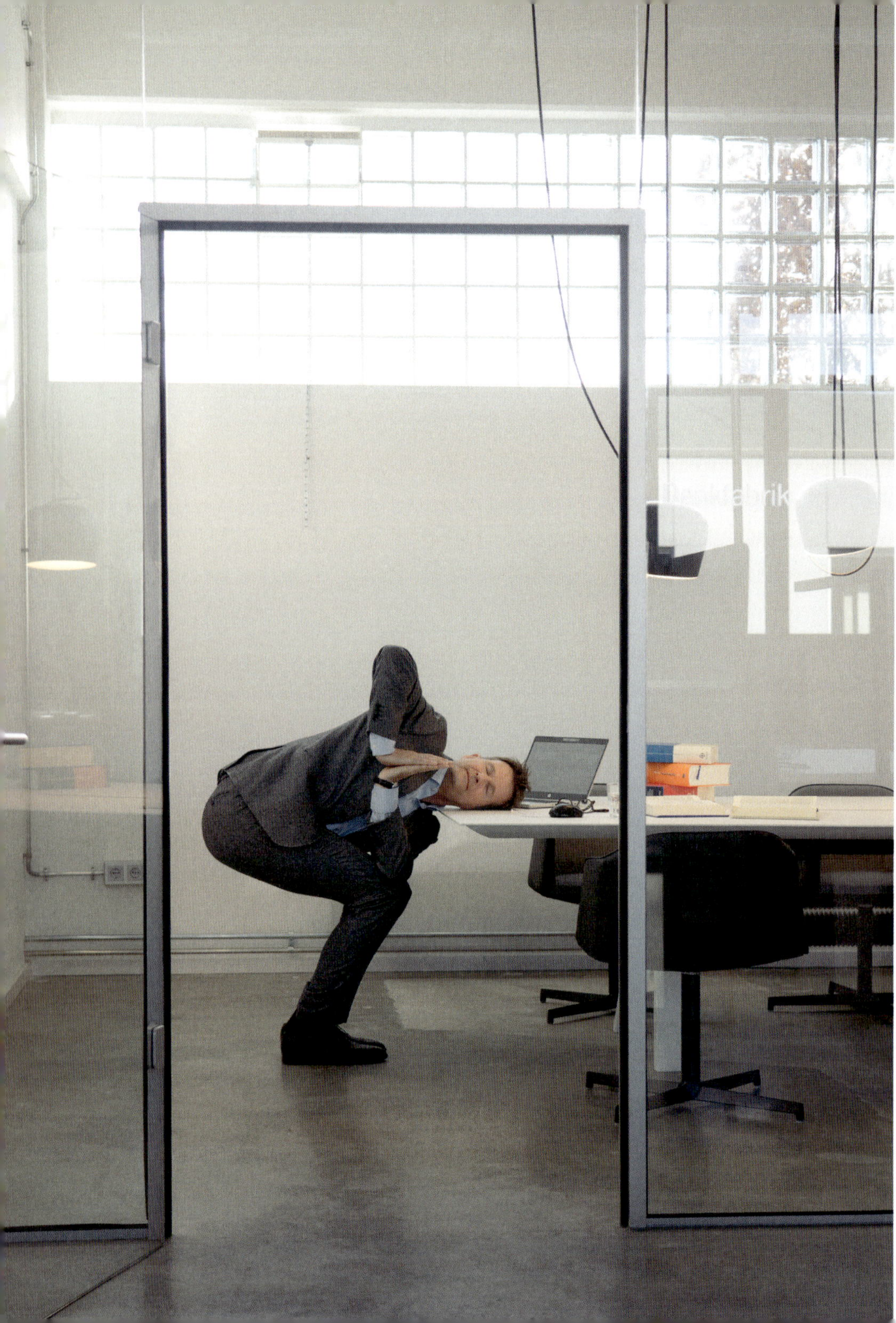

GEDREHTER STUHL

Sitzung hier, Sitzung da. Vorsitzen, beisitzen, nachsitzen, aussitzen. Sich von früh bis spät um Satzungen und Gesetze zu kümmern, ist kein Spaziergang, sondern eine lebensfeindliche Daseinsform. Körper und Geist brauchen Bewegung, damit die Durchblutung von Muskeln und Gehirn nicht erlahmt und keine klebrigen Plaques im Kopf entstehen, denn das ist für die geistige Performance suboptimal. Denkarbeiter brauchen Licht, Luft und Freiraum im Oberstübchen, um visionäre Strategien zu entfalten, geniale Ideen zu gebären und Sitzungsprotokolle zu archivieren. Bei allem, was recht ist, muss spätestens alle 45 Minuten ein vorschriftsgemäßer Aufstand gegen Durchhänger geprobt werden: Im links abgebildeten eleganten Drehstuhl steht man, sich sowohl rechts- als auch linksverdrehend, in jeder Sitzung und auch vor Gericht absolut überzeugend da.

- Förderlich für Verdauung und Stoffwechsel
- Öffnet den Brustkorb, stimuliert das Herz
- Hilft bei Steifheit von Schultern, Rücken und Nacken
- Stärkt Knöchel, Knie und Quads
- Erfrischt
- Wunderbar für die Waden

PARIVRTTA UTKATASANA

SITZUNGSPROTOKOLL. **1** Aufrecht stehen, Brustbein gehoben, große Zehen und Knie berühren sich, Kniescheiben zeigen nach vorn. **2** Einatmend die Arme nach oben strecken. Ausatmend in die Knie gehen, als würdest du dich auf einen imaginären tiefen Chefsessel setzen. Hände vor dem Brustbein zusammenpressen, die Ellenbogen zeigen nach außen. Bauchnabel nach innen ziehen. **3** Torso nach rechts drehen und linken Ellenbogen außen am rechten Knie arretieren. **4** Hände vor dem gehobenen Brustbein zusammenpressen und die Drehung vertiefen, ohne Becken und Knie mitzunehmen. **5** Über die rechte Schulter nach oben schauen oder Augen schließen. **6** Zurück zur Mitte. **7** Alles auf links drehen. ✕ *Nicht bei chronisch entzündlichen Darmerkrankungen und Beschwerden im Iliosakralgelenk.*

**SCHON TRAURIG,
DASS MAN IM YOGA
KEINE PREISE
GEWINNT. DOCH
WIE WÄR'S MIT
SELBSTERKENNTNIS,
SEELENRUHE,
GEILEM HINTERN?**

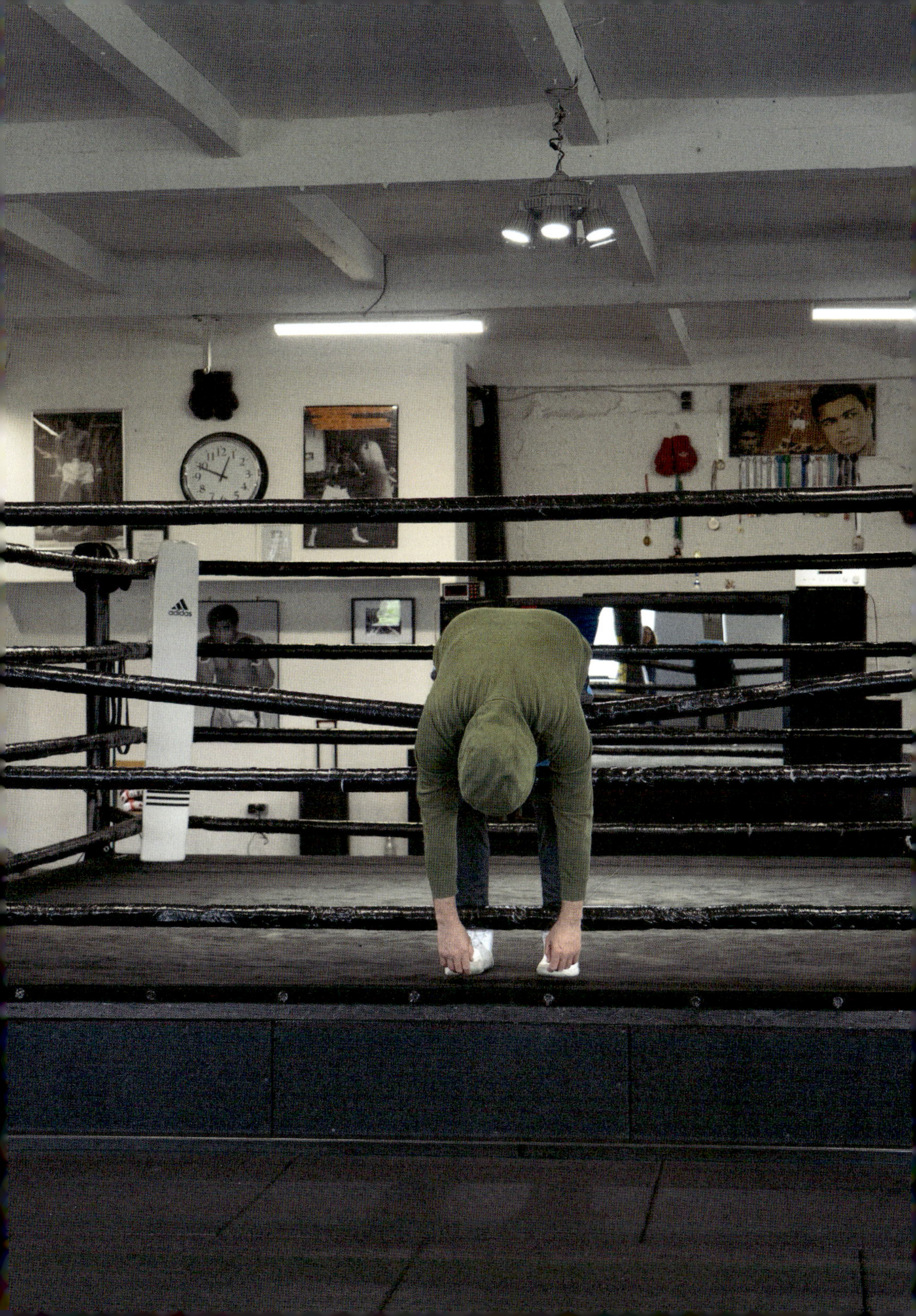
adidas

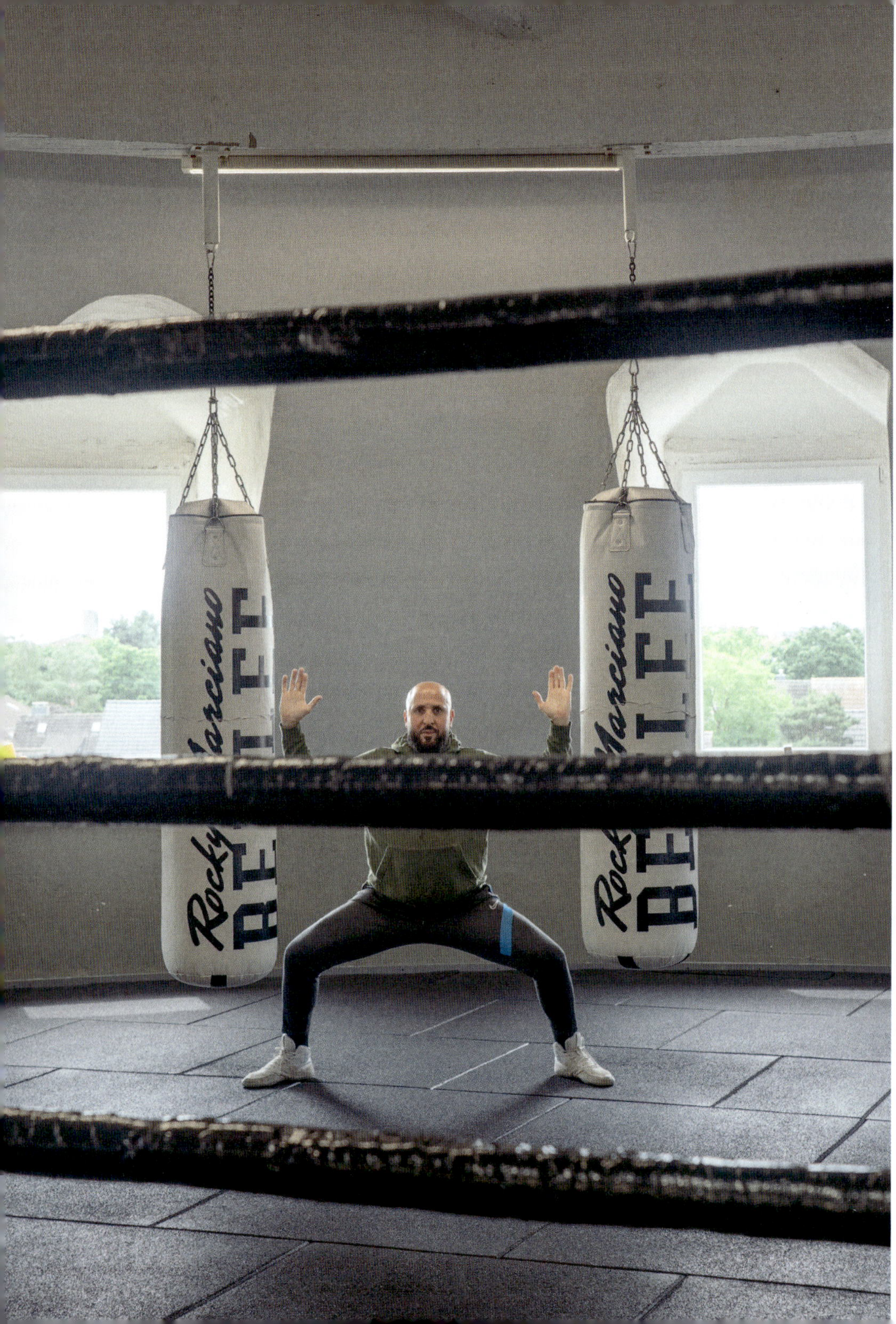
Marciano

GÖTTIN

Wer Freude daran hat, ein direktes Gegenüber im sportlichen Zweikampf zu besiegen, noch dazu mit geballten Fäusten, kann in der kühnen Haltung der Hindu-Göttin Kali bewusstseinsverändernde Erfahrungen machen. Warum nicht mal statt gegen einen Gegner gegen ein Vorurteil in den Ring steigen? Ruhig und tief atmend wird ein mutiger Mann in dieser herrlich anzuschauenden, anstrengenden Haltung von einem, der austeilt, zu einem, der mit offenem Herzen, offenen Händen und vor allem offener Hüfte empfängt – und zwar deutliche Signale der Anerkennung und Wertschätzung von Knöcheln, Knien und Leisten, vom Hintern und von den Quads, die sich für unbesiegbar gehalten haben. Respekt auch von den Schultern und ganz gewiss von seinen Sparringspartnern! Von wegen Yoga ist so etwas Wuschiges, Weibliches, Weiches. Nicht die Göttin. Schon gar nicht drei Runden à drei Minuten. Doch die krasseste Erfahrung ist ruhiges und gleichmäßiges Atmen.

- Öffnet Hüften und Leisten
- Stimuliert die Blutzirkulation
- Kräftigt die Rumpfmuckis
- Erdet und stärkt das Selbstvertrauen
- Fördert die Verdauung

UTKATA KONASANA

YOGA, BRO! **1** In der Grätsche stehen, Füße 45° nach außen, Hände vor dem Brustbein ineinandergepresst. **2** Tief einatmen. Tief ausatmend den Bauchnabel Richtung Wirbelsäule ziehen, Schambein Richtung Bauchnabel kippen. **3** Mit gerader Wirbelsäule in die Hocke sinken, bis die Knöchel genau über den Knien schweben, aber nicht darüber hinaus! **4** Hände lösen, Arme in Kaktushaltung bringen, Ellenbogen auf Schulterhöhe. Handflächen zeigen nach vorn, Finger kraftvoll spreizen. **5** Zu den Ohren wandernden Schultern die Stirn bieten: Schlüsselbeine auseinander und Schultern nach hinten und unten ziehen. **6** Knöchel und Knie im Auge behalten! Knie nach hinten ziehen. Nach 5 gleichmäßigen Atemrunden einatmend die Beine strecken, Arme sinken lassen. Das herrliche Gefühl genießen. **7** Auf in Runde zwei! **✕** *Hat der Mann Rücken, Knöchel oder böse Knie, dann nie.*

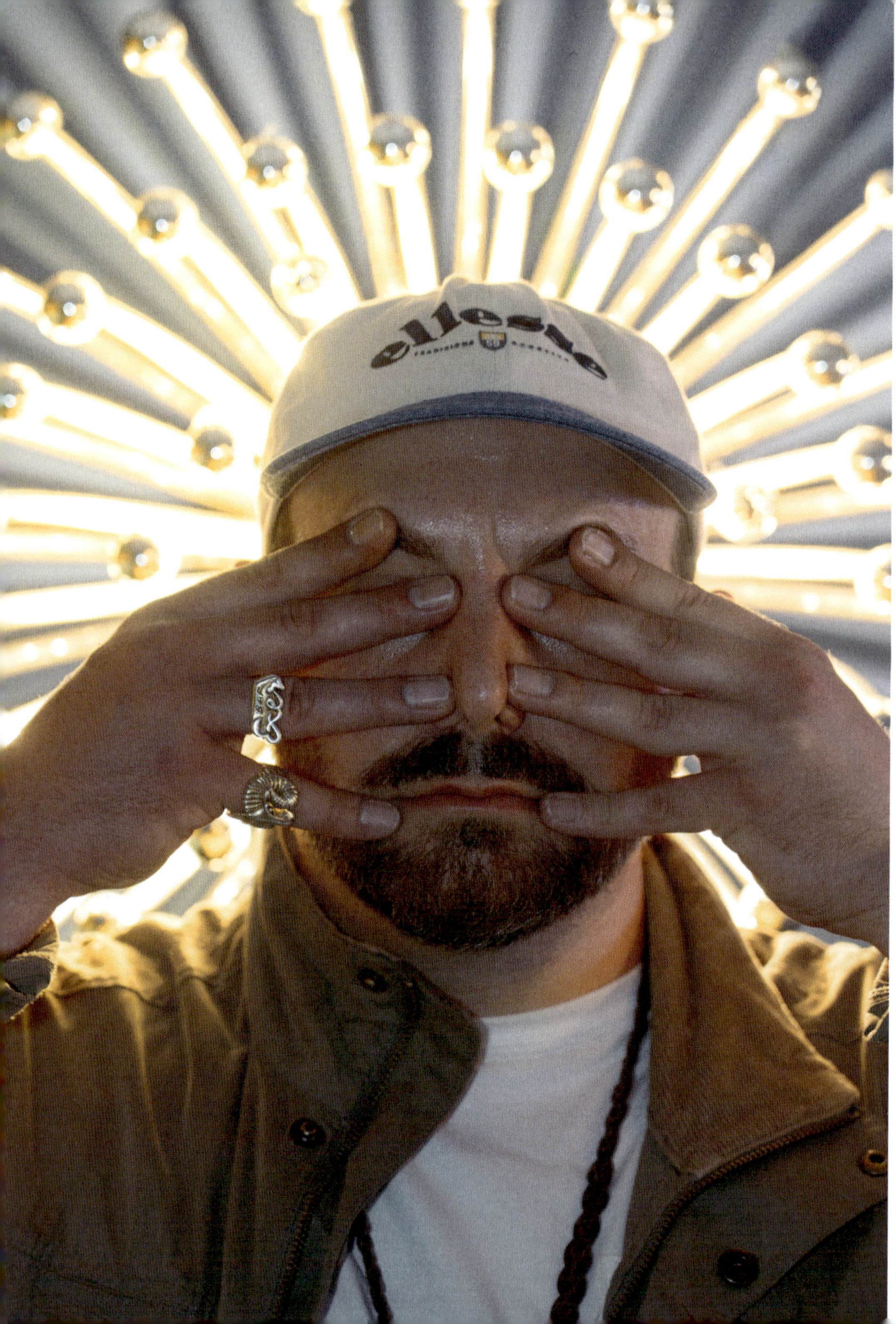

CHRISTIAN

BIENENATMUNG

Mann kann durch Yoga und Meditation in asketischen Jahren zähen Übens zur Erleuchtung gelangen. Doch als am Außen interessierter Mann fragt man sich: Geht's auch eine Nummer kleiner? Aber ja! Viele spirituelle Techniken tun gut, ohne dass man dafür zum Heiligen werden muss. Die beste ist Atmen! Atmen ist der Kick der Wahl für jeden, der die Luft anhält, um Gefühle nicht zu fühlen. Selbst der gefühlvollste Dude merkt dann irgendwann kaum noch was und sucht möglicherweise in funkelnden Substanzen Gefühlsverstärkung – mit den bekannten Folgen. Die nebenwirkungsfreie und 100 Prozent unkostenfreie Bienenatmung ist ebenfalls berauschend und auf lange Sicht effektiver. Die Sinnesorgane bewusst gegenüber Außenreizen verschlossen, für einige psychedelische Momente unschuldigen Glücks nur dem Schwingen der Weltseele lauschen, sich dem Wogen seiner Atmung und der sanften Vibration der eigenen Lippen hingeben – so geil! Für diesen Trip braucht es auch nicht zwingend eine Yogamatte. Freitags gegen 3 a.m. kann es auch ein Barhocker sein.

- ☮ Beruhigt Ängste und Nervosität
- ☺ Erfüllt das eigene Herz mit Heiterkeit
- 😄 Vielleicht auch das von anderen

BHRAMARI PRANAYAMA

MEGA INNERE AUSSTRAHLUNG. **1** Bequem und aufrecht sitzen, anlehnen erlaubt. **2** Die „sieben Pforten des Kopfes verschließen“: Daumen auf die Ohren legen, Zeigefinger ohne Druck bei den Brauen, Mittelfinger auf den geschlossenen Augenlidern ruhen lassen. **3** Ringfinger ohne Druck an die Nasenflügel legen, kleine Finger berühren die Mundwinkel, die Lippen berühren einander leicht. **4** Die Zunge ist entspannt, ihre Spitze berührt die oberen Zähne. **5** Ein paar Atemzüge lang nur diesem Rauschen lauschen. **6** Ausatmung verlängern und dabei summen wie eine Biene. **7** Pausen zwischen den Atemzügen bewusst wahrnehmen: Vibrationen und Resonanzen in den Höhlen des Kopfes wahrnehmen, den Raum um dich rum wahrnehmen – wahrnehmen, was das Zeug hält, und so lange weiter wahrnehmen, bis sich ein kleiner, sonniger Frieden einstellt und die Mundwinkel sich nach oben biegen. ✖ *Kontraindikation: ein voller Magen.*

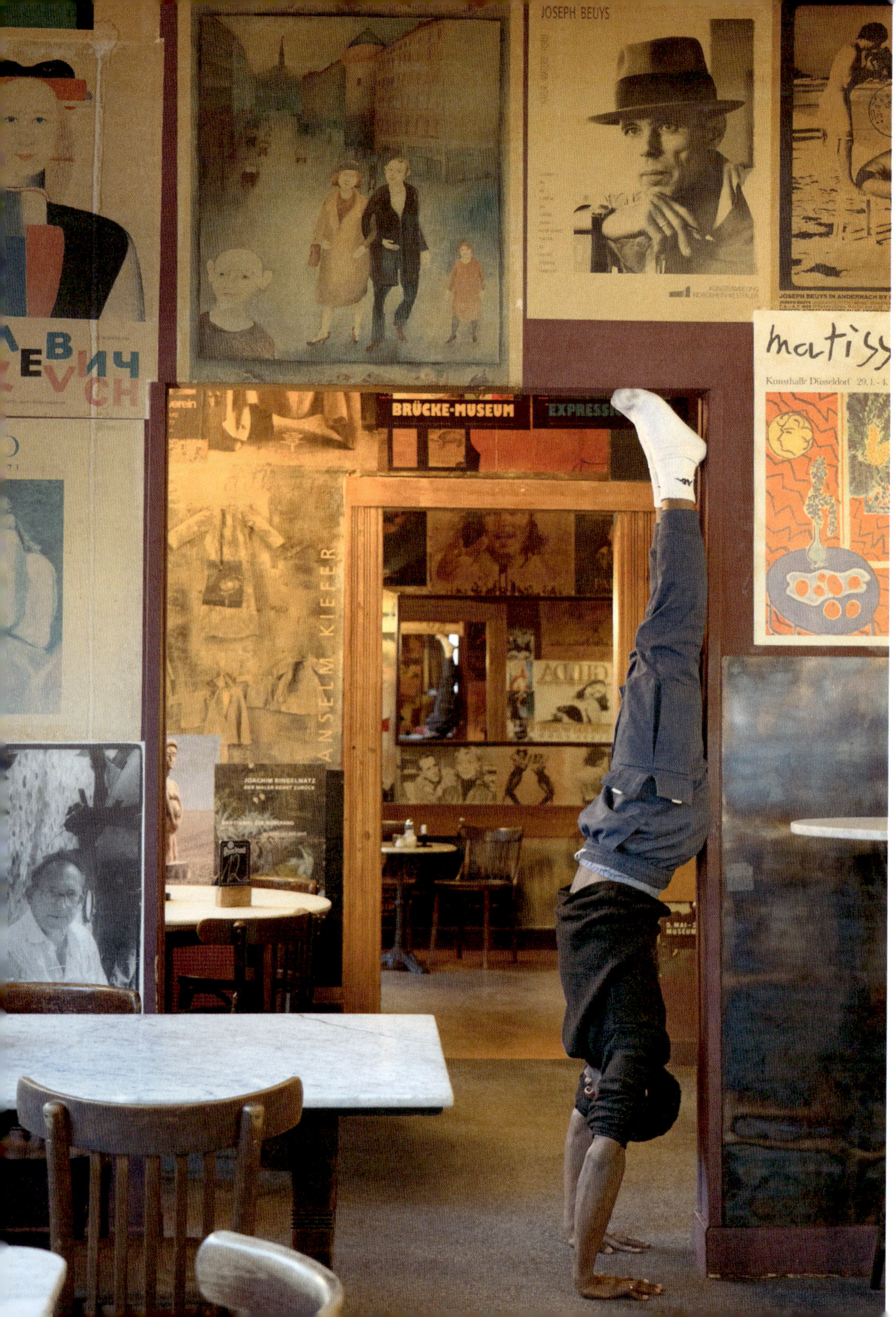
JOSEPH BEUYS
matiss
Kunsthalle Düsseldorf
BRÜCKE-MUSEUM
ANSELM KIEFER
JOACHIM RINGELNATZ

UMGEKEHRTER BAUM

Kannst du einen Vergaser reparieren? Ein Haus bauen? Einen Grizzly besiegen? Kannst du einen schönen, breiten Tunnel durch die Alpen bohren und einen unter das Meer? Kannst du mit den Ohren wackeln? Kannst du zum Mars fliegen? Kannst du mir Rühreier machen, obwohl die Küche noch gar nicht auf ist? Was es auch sei: Manche Männer beantworten die Frage, ob sie etwas können, mit Ja, auch wenn sie die Frage, ob sie darin Expertise besitzen, mit Nein beantworten müssen. Doch genau das ist ja das Tolle an Männern. Dieser unschuldige Optimismus, diese Zuversicht. Dieser ungestüme Tatendrang und der Glaube daran, mit der schieren Kraft seines Willens die Welt auf den Händen tragen zu können, das ist es, was Männer so irre liebenswert macht. Und wenn man den Richtigen fragt: „Kannst du den umgekehrten Baum aus dem Yoga?", und er sagt Ja und es stimmt sogar – oh, Mann, ist das schön.

- Trainiert Durchhaltevermögen, Geduld und Willensstärke
- Hebt die Stimmung, reduziert Stress
- Trainiert Balance und Propriozeption*
- Fördert gesunden Ehrgeiz
- Stärkt die Muskeln der Körpermitte

ADHO MUKHA VRIKSHASANA

* Wahrnehmung des eigenen Körpers im Raum

KANNST DU! Die Yogapolizei hat nicht verboten, den Handstand an einer Wand oder in einem Türrahmen zu üben. Auf geht's! **1** Etwa eine Armlänge entfernt vor dem potenziellen Rückhalt stehen und gleichmäßig atmen. **2** Nach vorn beugen, Hände etwa schulterbreit, eher mehr als weniger, mit weit gespreizten Fingern in den Boden pressen. **3** Schultern breit machen und von den Ohren wegziehen. **4** Ein Bein leicht beugen, das andere gestreckt (!) nach oben kicken und mit dem Fuß die Wand suchen. **5** Zweites Bein dazuholen. Beide Beine kraftvoll bis in die Zehen strecken. Arme in den Boden pressen. **6** Bauchnabel nach innen ziehen. Zwischen die Hände schauen. **7** Wer den Mut hat: Füße von der Wand lösen. Wer Übermut hat: ohne Wand, freihändig, sozusagen. Wer's noch nie gemacht hat, aber selbstverständlich kann: mit einer Hand. ✖ *Keine gute Idee bei Glaukom, Herz-Kreislauf-Erkrankungen, Bluthochdruck, Kopfschmerzen, Nacken- und Schulterbeschwerden und Karpaltunnelsyndrom.*

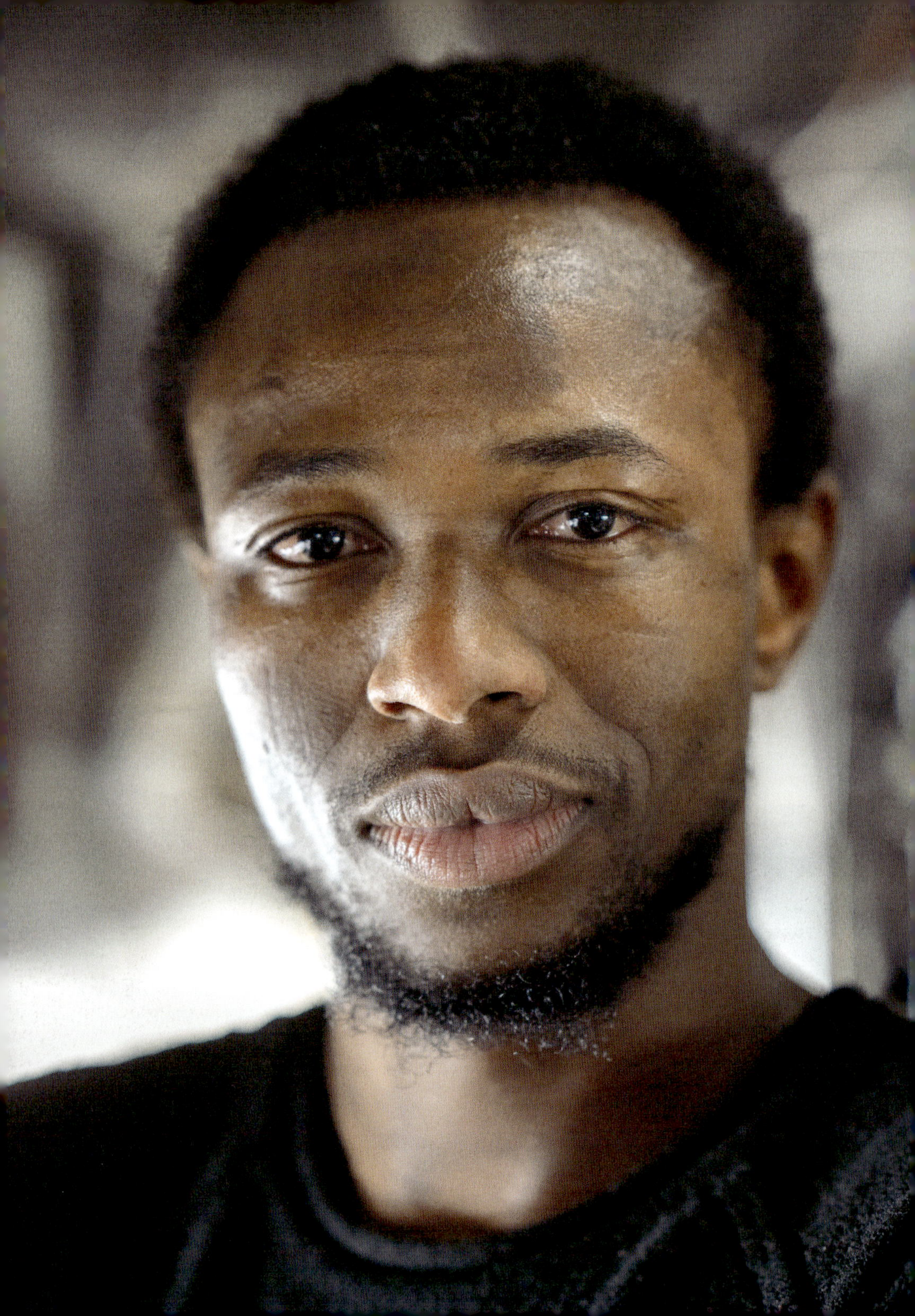

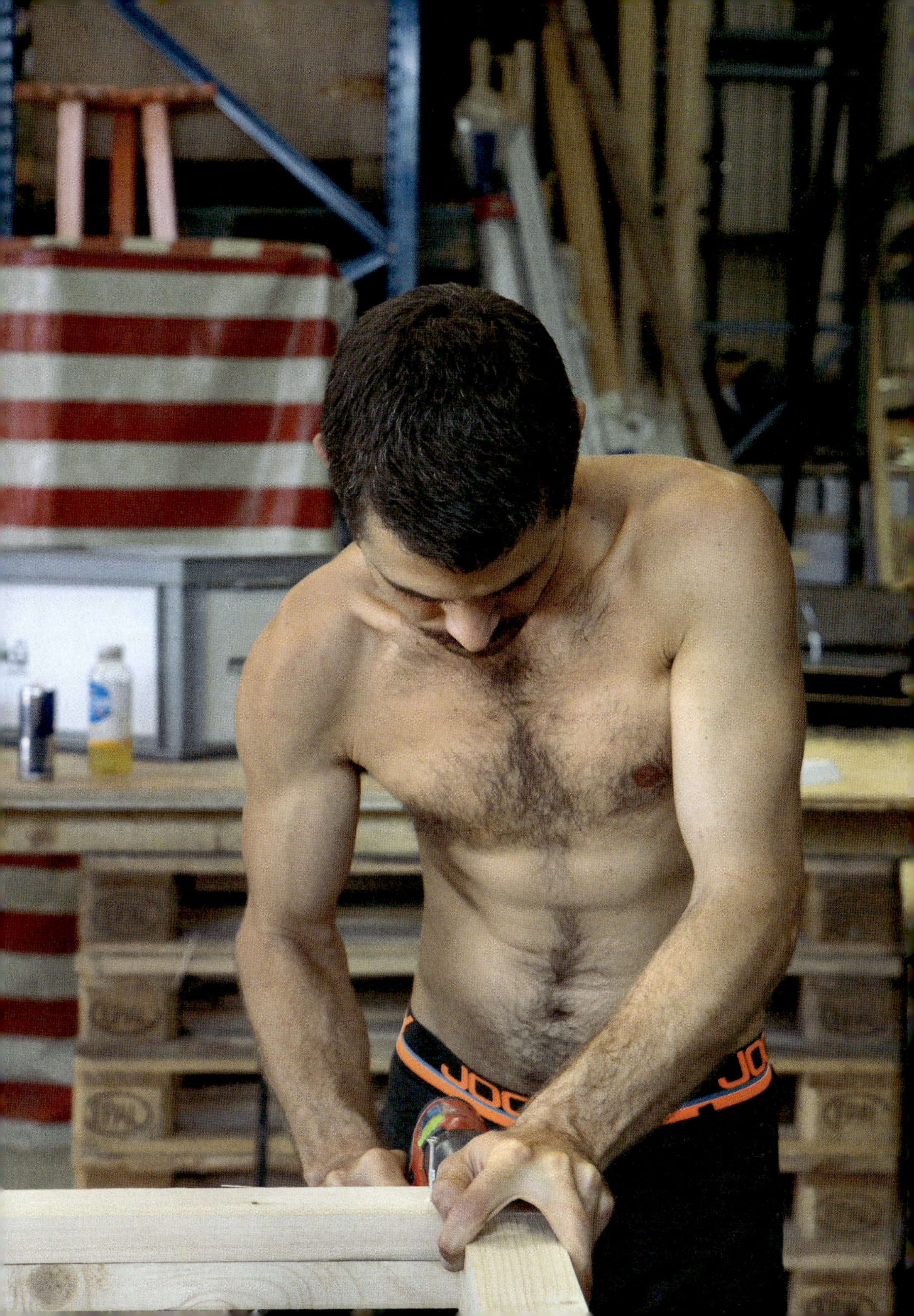

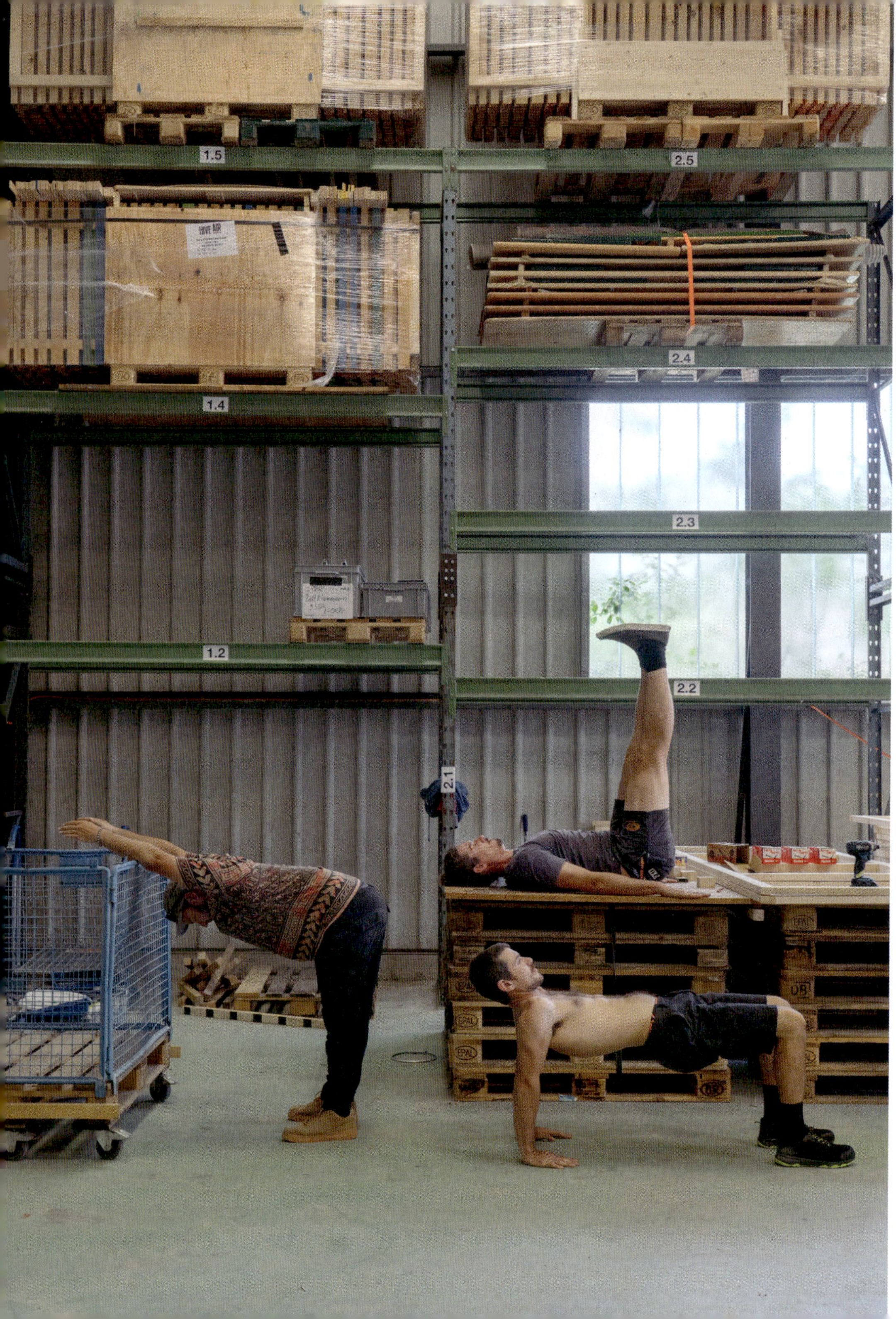

KAREEM KIM NARAYAN

HALBE STEHENDE VORBEUGE
BEINE ÜBER KOPF
HALBER UMGEKEHRTER TISCH

Wer zu Perfektionismus und Verbohrtheit neigt, gelangt früher oder ein, zwei Selbstwahrnehmungskurse später zu der Erkenntnis, dass seine äußere Haltung unter dem Druck seiner inneren kollabiert, vor allem im Bereich der Brustwirbelsäule und des unteren Rückens. Denn: Sich allzu pedantisch über Details zu bücken, verkürzt die Muskulatur der Vorderseite des Torsos, die Rückseite leiert aus, und dehnt man weder Hüftbeuger noch Rückseite der Beine, kommt die Statik aus dem Lot. Der obere Rücken rundet sich, das Becken kippt nach hinten, der Po wird ach so flach. Der Mann sieht zwar wie ein Baum, jedoch wie eine Trauerweide aus, tragisch und fragezeichenhaft. Yoga hat darauf die Antwort: für innere Schrauben, Scharniere und Spaltmaße Spiel- und Toleranzraum reinrechnen, fünf öfter gerade sein lassen und vor allem die eigenen Bauteile sehr schön regelmäßig einigermaßen rechtwinklig ausrichten.

ARDHA UTTANASANA
VIPARITA KARANI
ARDHA PURVOTTANASANA

HALBE STEHENDE VORBEUGE. **1** Aufrecht stehen, Außenkanten der Füße parallel und hüftbreit, Kniescheiben zeigen nach vorn. **2** Bein-, Po- und Bauchmuskeln aktivieren. **3** Einatmend die ganz gestreckten Arme, Handflächen nach unten, über den Kopf heben, den Händen hinterherschauen. Schultern weg von den Ohren! **4** Ausatmend den Rücken ab Hüfte wie mit einem Scharnier nach vorn kippen, Rücken gerade, die Arme gestreckt, Beine dito. Rücken nicht tiefer als die Schultern absenken, damit die Rumpfmuskeln am Ball bleiben. Eventuell Hände abstützen, aber bitte mit Kraft.

BEINE ÜBER KOPF. Entgegen allen Naturgesetzen ist es möglich, die Beine im Liegen nach oben baumeln zu lassen. Ein bisschen drauf achten, dass der Rücken seine natürliche Kurve behält, und, so oft es geht, eine der wenigen Übungen genießen, in denen man im Yoga schlaff abhängen darf.

HALBER UMGEKEHRTER TISCH. **1** Mit gestreckten Beinen aufrecht sitzen. Bauchmuskeln aktivieren, Oberkörper nach hinten neigen und Hände hinterm Po aufstützen. **2** Füße hüftbreit, etwa zwei Fußlängen weg vom Po aufstellen. **3** Hände und Füße in den Boden stemmen, Arme strecken und das Becken auf Schulterhöhe anheben, Schultern weg von den Ohren. **4** Becken oben lassen! **5** Mit dem Go vom Nacken: Nase zum Himmel.

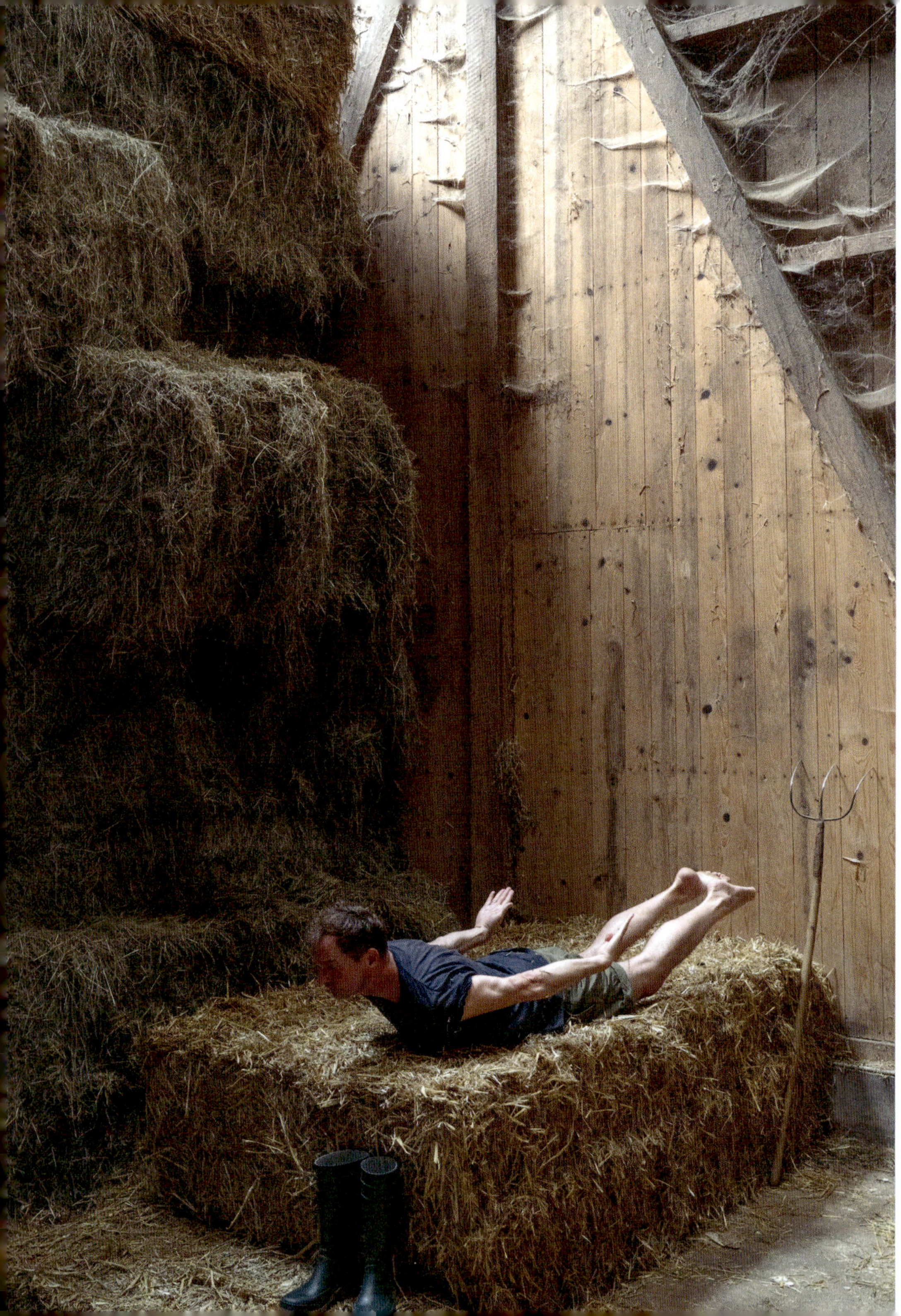

HEUSCHRECKE

Dieses äußerst atmosphärische Foto eines sehr gut aussehenden, leicht bekleideten Mannes im Heu könnte im indischen Turnen unerfahrene Betrachter dazu verführen zu glauben, eine liegende Yogaübung wie diese sei eine Entspannungsnummer, die man lasziv im Halbschlaf schaukeln kann. Man könnte nicht weiter danebenliegen. Es geht weiß Gott nicht um Lust. Die Heuschrecke ist nicht nur in der Bibel, sondern auch in diesem Buch eine der ganz großen Plagen. Doch eine bessere Übung, um den gesamten Rücken zu kräftigen, gibt es nicht! Oben, Mitte, unten – und vor allem da wird's ja gebraucht, lieber viel sitzender Durchschnittsmann. Von allen teilnehmenden Körperteilen steht bei der Heuschrecke der Geist vor der größten Herausforderung, denn er muss sich entschließen, diese Übung überhaupt zu machen. Aber das Danach … Du. Glaubst. Es. Nicht. Eine Wonne! Und der Effekt regelmäßigen Übens erst – himmlisch!

- ☺ Schrecklich gut für die Haltung
- ↕ Arbeitet Rundrücken entgegen
- Kräftigt im Rücken einfach alles
- ↔ Dehnt die Bauchdecke
- Kräftigt Po und Oberschenkelrückseite
- Öffnet den Brustkorb
- Macht energiegeladen

SHALABHASANA

DIESE PLAGE IST EIN SEGEN. **1** Ruhig atmend auf dem Bauch liegen, die Stirn berührt den Boden. **2** Die Arme liegen lang neben dem Körper, Handflächen zeigen nach unten, zur Hüfte oder nach oben, ganz nach Vorliebe der Schultern. **3** Einatmend den gesamten Körper, alles, was Muskeln hat, von Kopf bis Fuß anspannen und mit der Ausatmung Oberkörper und Beine, ja, inklusive Oberschenkeln, abheben und versuchen, die Beine zu strecken. **4** Brustbein nach vorn schieben, Schultern zurückrollen und die Schulterblätter Richtung Po ziehen. **5** Blick schräg nach vorn zum Boden, Nacken lang lassen und wenigstens 3 tiefe Atemzüge halten. **6** Wer sich noch schrecklicher plagen will, Hände überm Po verschränken oder Arme nach vorn ausstrecken. ✕ *Nicht bei frischem Bandscheibenvorfall, Bluthochdruck und Kopfweh.*

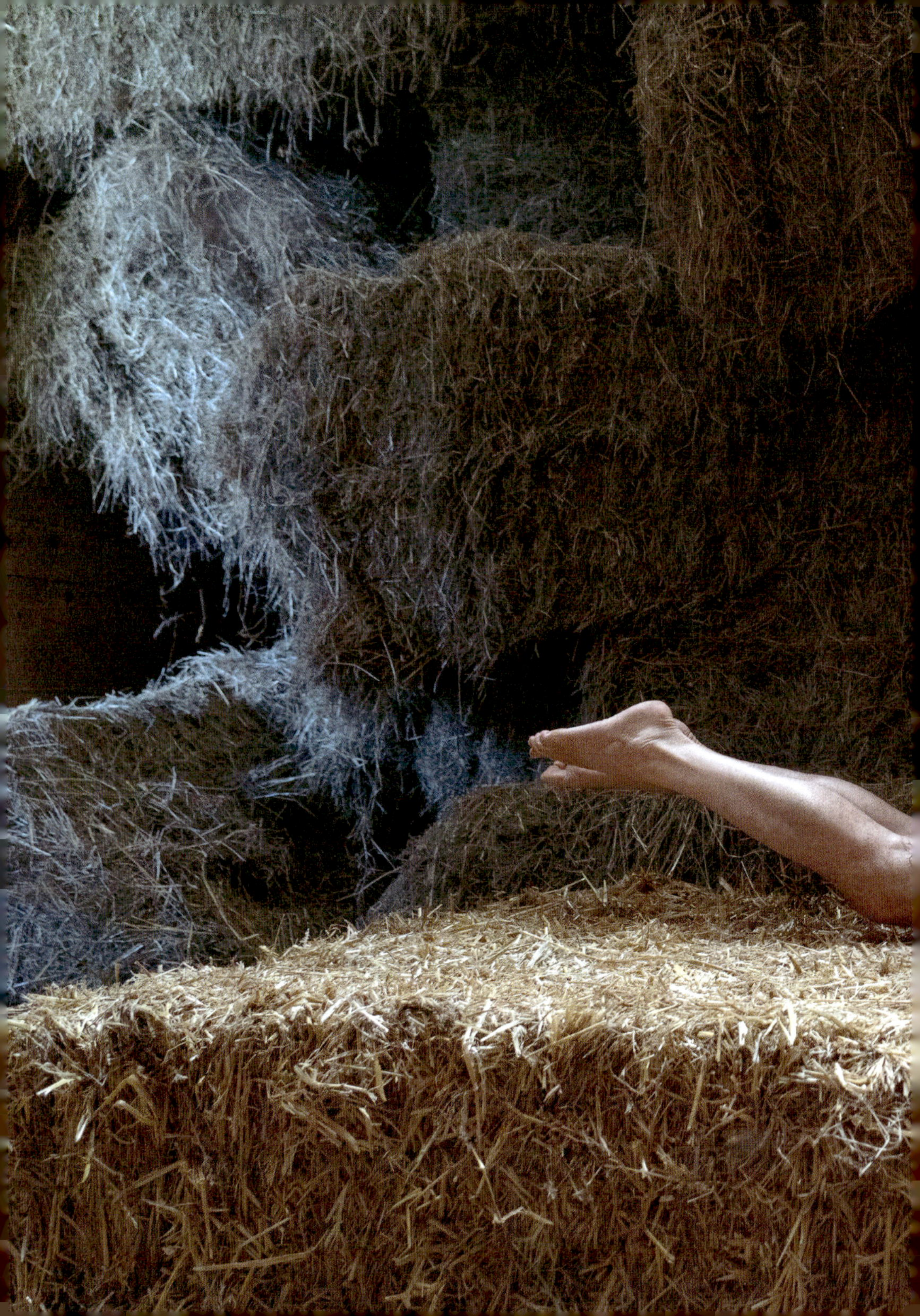

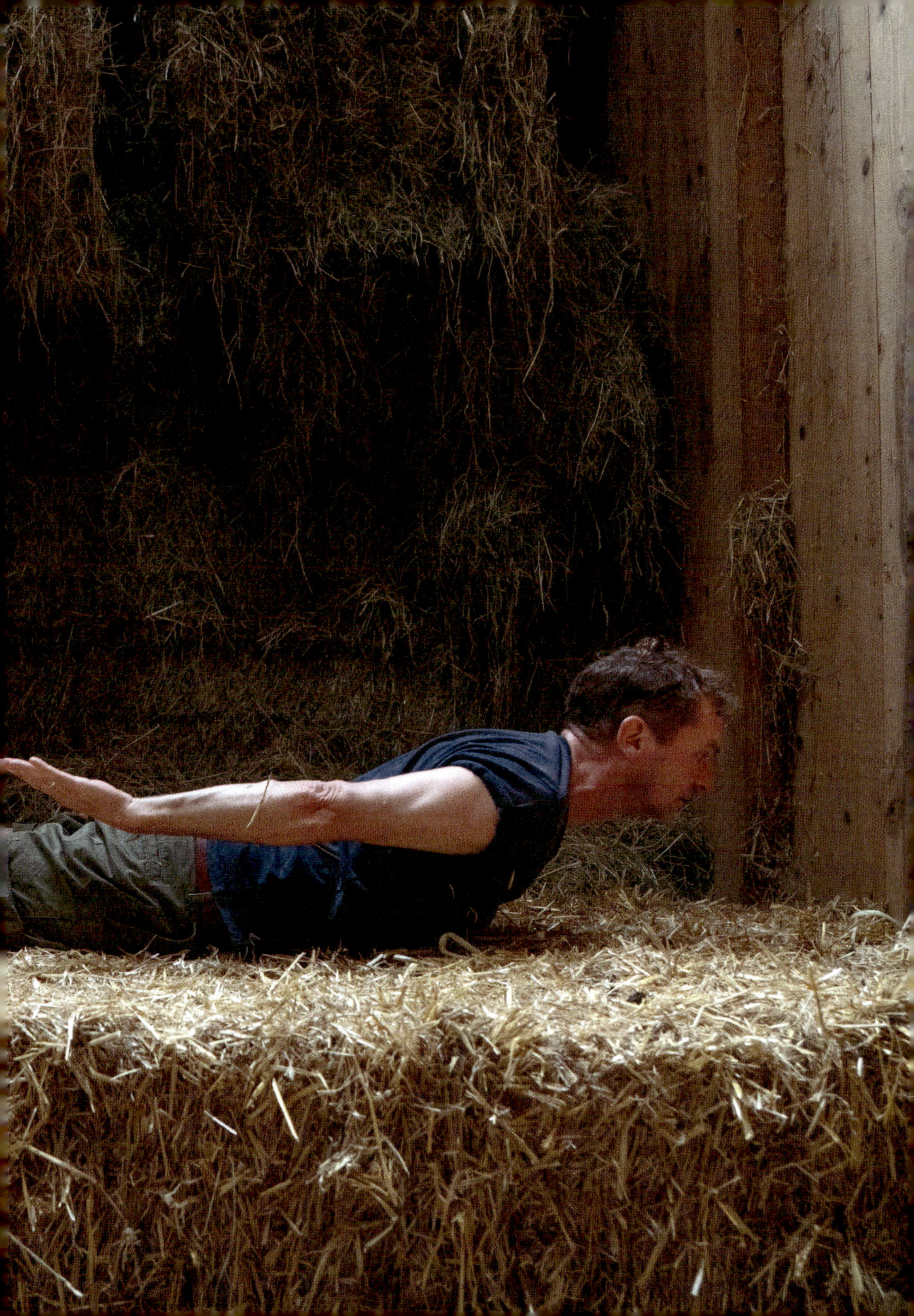

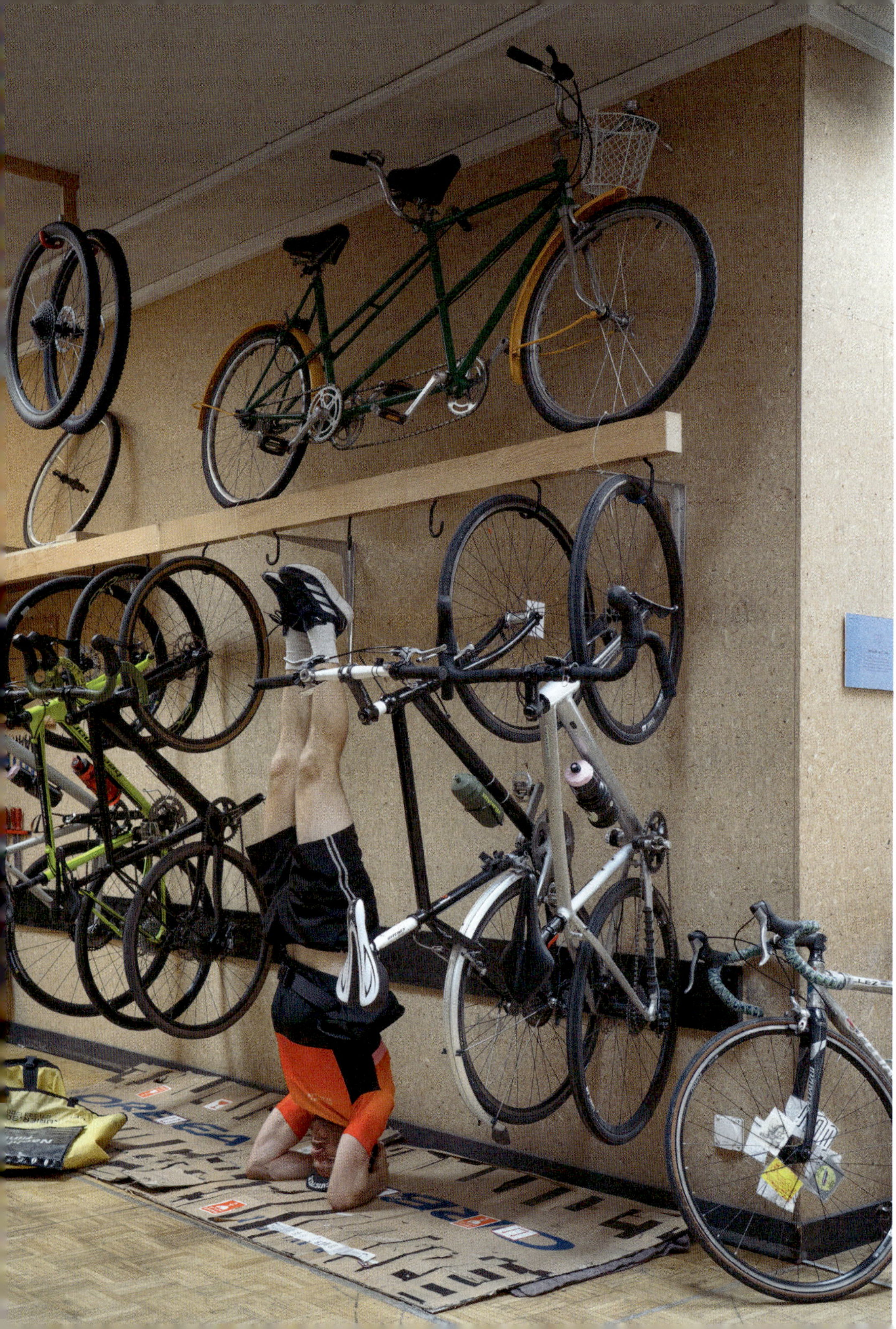

DIMITRI

KOPFSTAND

Einem tüchtig abgestrampelten Mann bieten sich unzählige Möglichkeiten, sich rasant zu erfrischen. Zum achtfachen Espresso zu greifen, ist eine Möglichkeit. Eine andere ist der überraschend machbare, weltberühmte Kopfstand. Diese überaus belebende Umkehrhaltung übertrifft den Effekt eines koffeinhaltigen Uppers um Längen! Besonders in dieser bodenständigen Version. Man muss dafür kein Rad abhaben, sondern Schultermuckis und Kraft im Bauch, denn das Gewicht steht weniger auf dem Kopf als viel mehr auf den Unterarmen. Hat man das erst mal raus, kann man bald nicht mehr damit aufhören, sich, wann immer Zeit und Umstände es gestatten, in diese oder eine andere der etwa 1.000 bekannten Übungen der gesundheitsfördernden indischen Breitensportart zu begeben. Wem der Kopfstand auf den Unterarmen zu leicht ist – es gibt auch die Variante ohne alles.

- Macht wach
- Kräftigt Bauch, Schultern, Rumpf
- Fördert das Vertrauen ins Ich und in die Welt
- Entlastet die Venen
- Schaltet den Kreislauf drei Gänge höher
- Erfrischt den Teint, lässt die Augen glänzen

SIRSASANA

WENN DIE LUFT RAUS IST. **1** Auf alle viere kommen. Unterarme so unter den Schultern ablegen, dass die Hände den gegenüberliegenden Ellenbogen greifen können. **2** Ellenbogen lassen, wo sie sind, Finger verschränken. Die kleinen Finger pressen in den Boden. **3** Vorderen Teil des Kopfes auf den Boden bringen, die Hände halten den Hinterkopf. **4** Becken heben, Beine strecken. **5** Mit den Füßen langsam in Richtung Nase wandern, bis es nicht mehr weitergeht. **6** Rumpf anspannen, Knie zur Brust ziehen, dabei lösen die Füße sich vom Boden. **7** Bauch- und Rumpfmuskeln aktivieren. **8** Langsam beide Beine nach oben ausstrecken. Die ganze Zeit: Unterarme in den Boden pressen, um die Schultern zu aktivieren und Gewicht vom Kopf zu nehmen. **9** 10 Atemzüge lang bleiben. **10** Langsam die Knie zur Brust ziehen und kontrolliert rauskommen. **✕** *Man kann bei Bluthochdruck und Herzbeschwerden, Nackenproblemen, Glaukom oder Netzhautablösung Kopfstand machen, soll man aber nicht!*

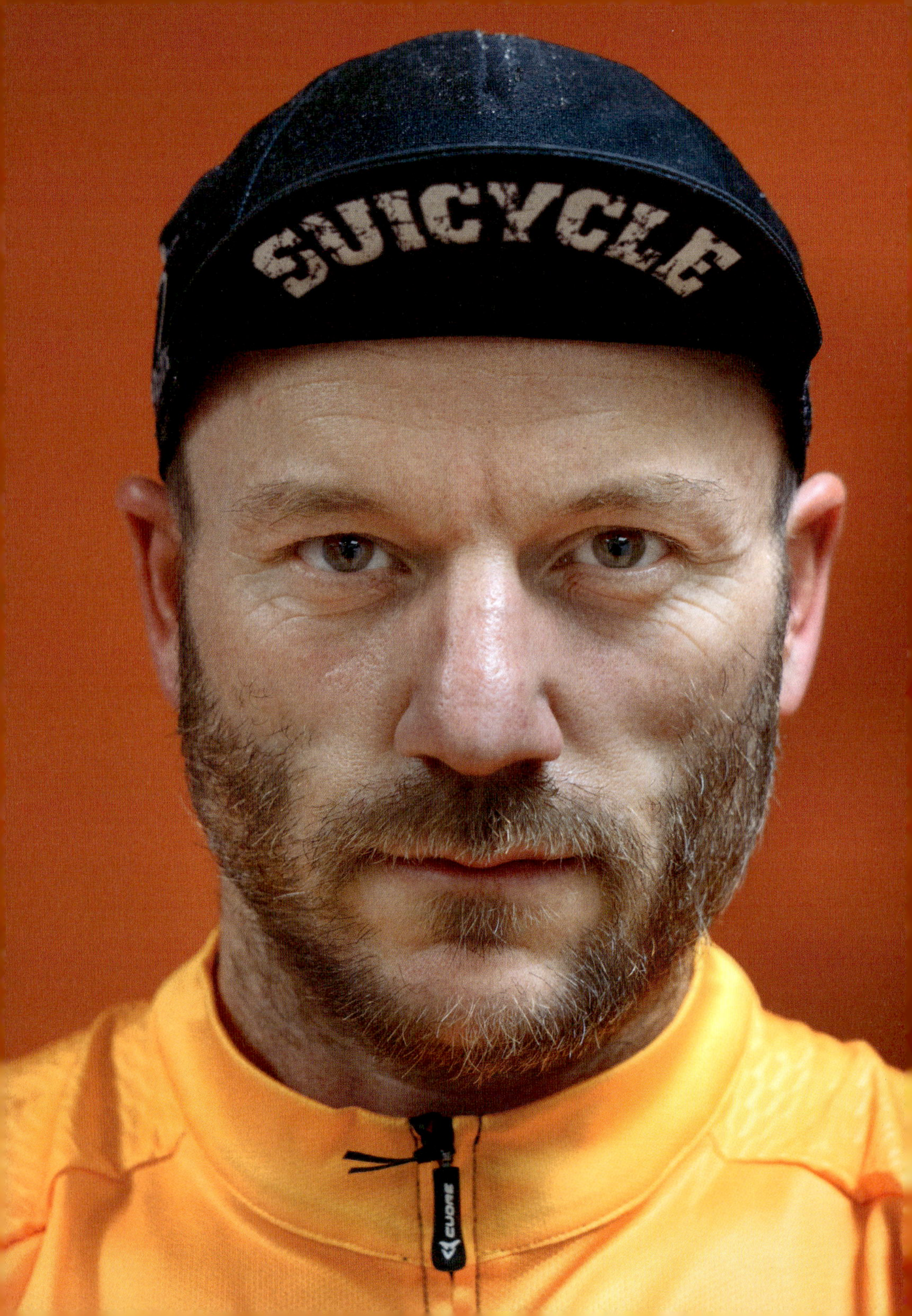
SUICYCLE

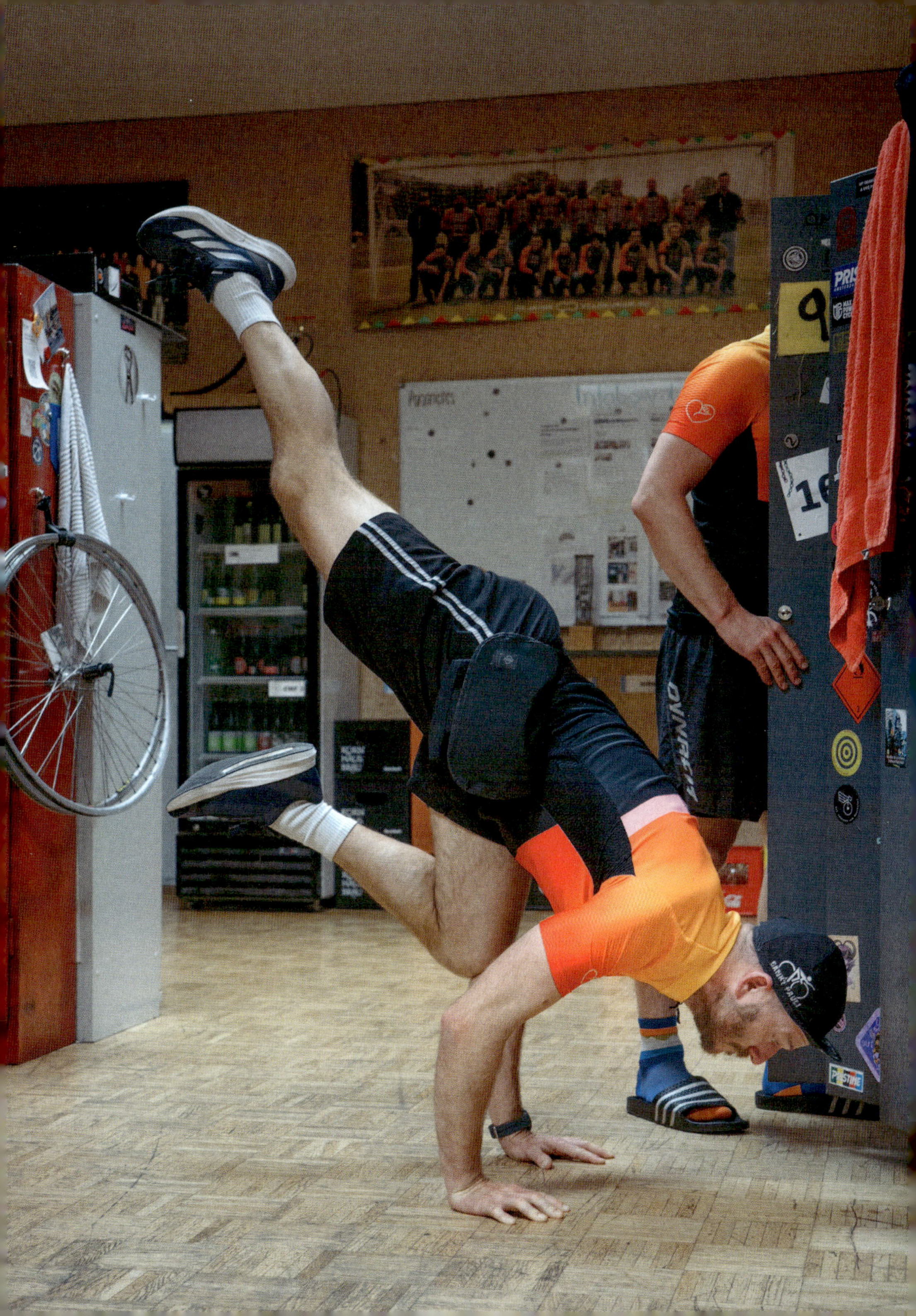
9
16

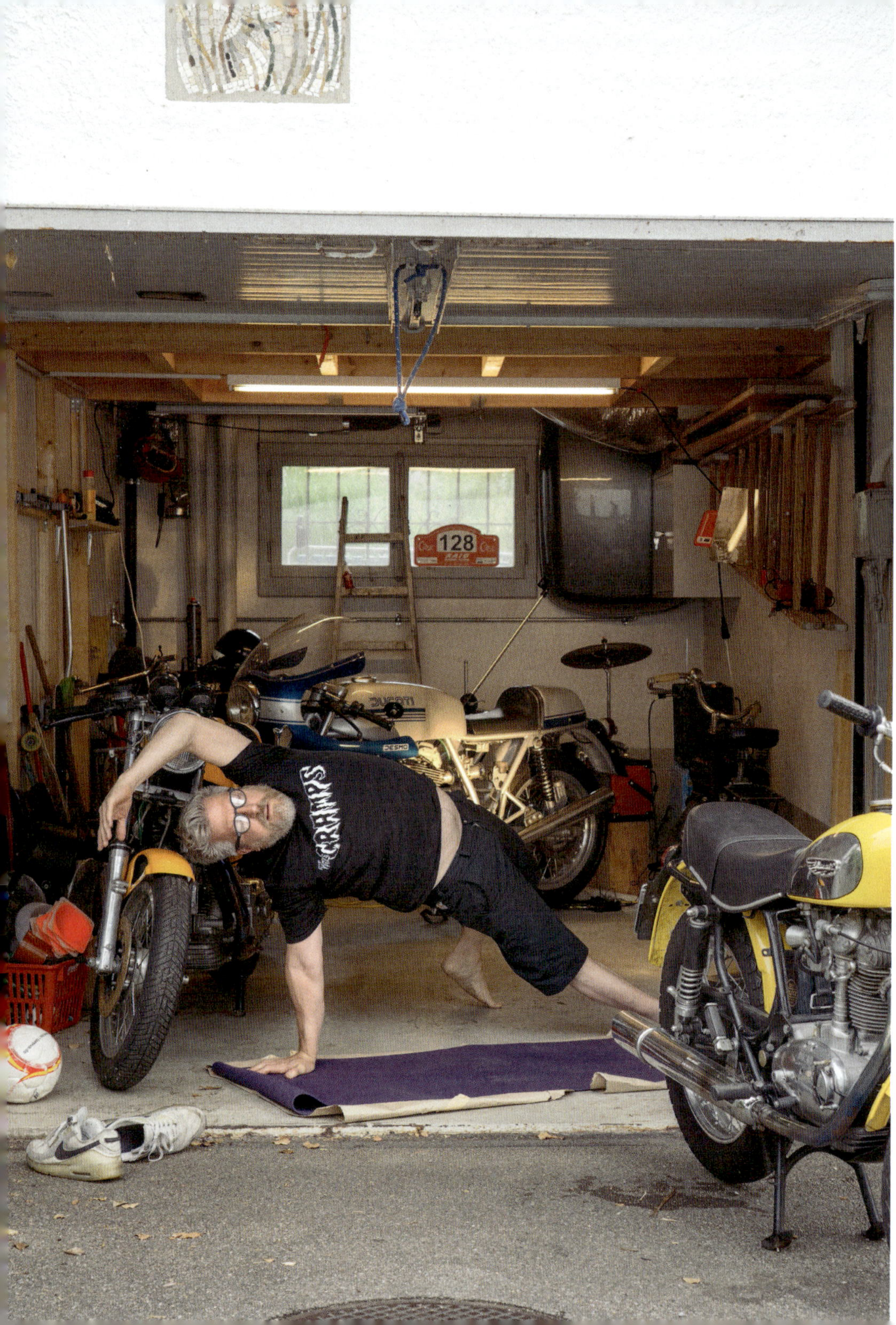

BORIS

EXTATISCHE ENTFALTUNG DES ÜBERGLÜCKLICHEN HERZENS

Nach 35 wilden Jahren löste sich die Kultband The Cramps im Jahr 2009 auf. Für die Fans ein schwerer Schlag. Eine Form der Trauerarbeit kann es sein, sich anderen Sinnesreizen zuzuwenden, die ein ähnlich intensives Glücksgefühl zu bereiten versprechen, wie das Pogen zu „Wilder, Wilder, Faster, Faster". Doch kann selbst gemachter Garage Punk, Fahren ohne Helm, nachts Sonnenbrille tragen oder aus der Flasche trinken jemals so dermaßen Rock 'n' Roll sein? Kommt darauf an, was in der Flasche ist! Wenn's Yogitee ist, schon! Versuche bei einer milden Depression bitte mal Folgendes: Leihe dir eine Yogamatte und strecke dann aus der Haltung des dreibeinigen, tollwütigen Hundes (Seite 52) kommend der Welt mit einer lebensbejahenden, furiosen Einatmung dein wildes, wildes, hungriges, offenes Herz entgegen. Alter Falter! Das fühlt sich noch besser an als The Cramps.

- ↕ Streckt die Wirbelsäule
- ↔ Dehnt die Front und die Flanken
- ↔ Dehnt Hüftbeuger und Psoas
- = Schult Koordination und Balance
- Stärkt Schultern, Arme und Selbstvertrauen
- ♡ Öffnet das Herz
- Macht Spaß

CAMATKARASANA

RICHTIG PUNK MACHEN. **1** Im dreibeinigen Hund (Seite 52) Ferse zum Po, Hüfte aufdrehen. Einige Atemzüge lang halten. **2** Ab hier gleichzeitig, kontrolliert, kraftvoll, in Slow Motion: Gewicht stärker auf die rechte Hand verlagern. Linkes Bein höher heben, dabei auf dem rechten Fußballen nach rechts twisten. Dabei dreht sich die Hüfte weiter nach oben. **3** Linkes Bein weiter hinter dich bringen, linke Hand lösen. **4** Hüfte und Brustkorb weiterdrehen, Arm mitnehmen. **5** Linken Fuß auf den Zehen oder Ballen hinter dir aufsetzen, dabei auf die Außenkante des rechten Fußes rollen. **6** Schultern weg von den Ohren. Schulterblätter zueinanderziehen. Starker rechter Arm! Brust heben. Hüfte heben. **7** Gewicht auf Arm und Fuß! **8** Oberen Arm möglichst lang ausstrecken oder den Kopf halten. **9** Blick zum Himmel. Eventuelle Cramps aushalten. **✕** *Keinesfalls bei Schulterproblemen und besser nicht bei schwachen Handgelenken.*

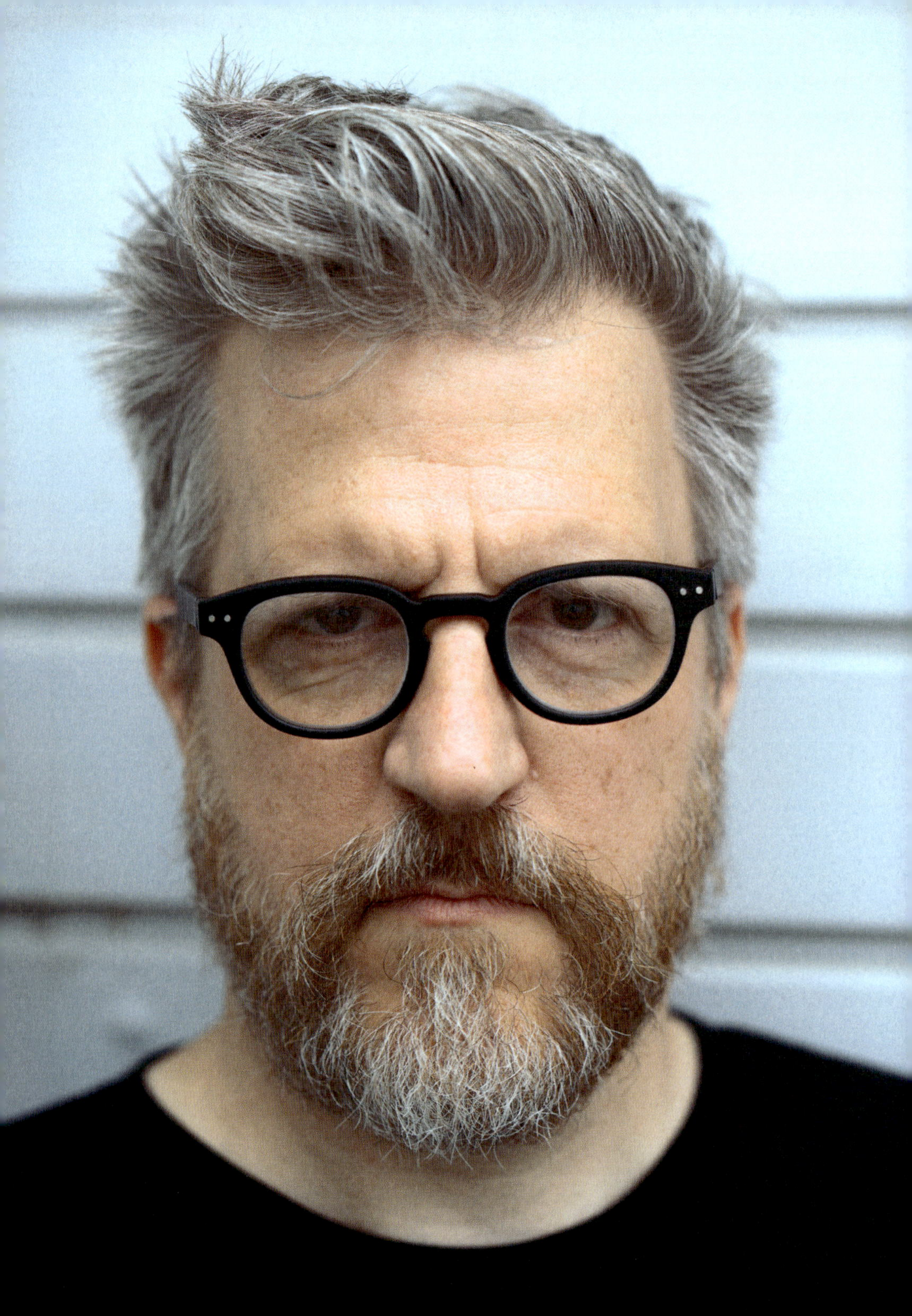

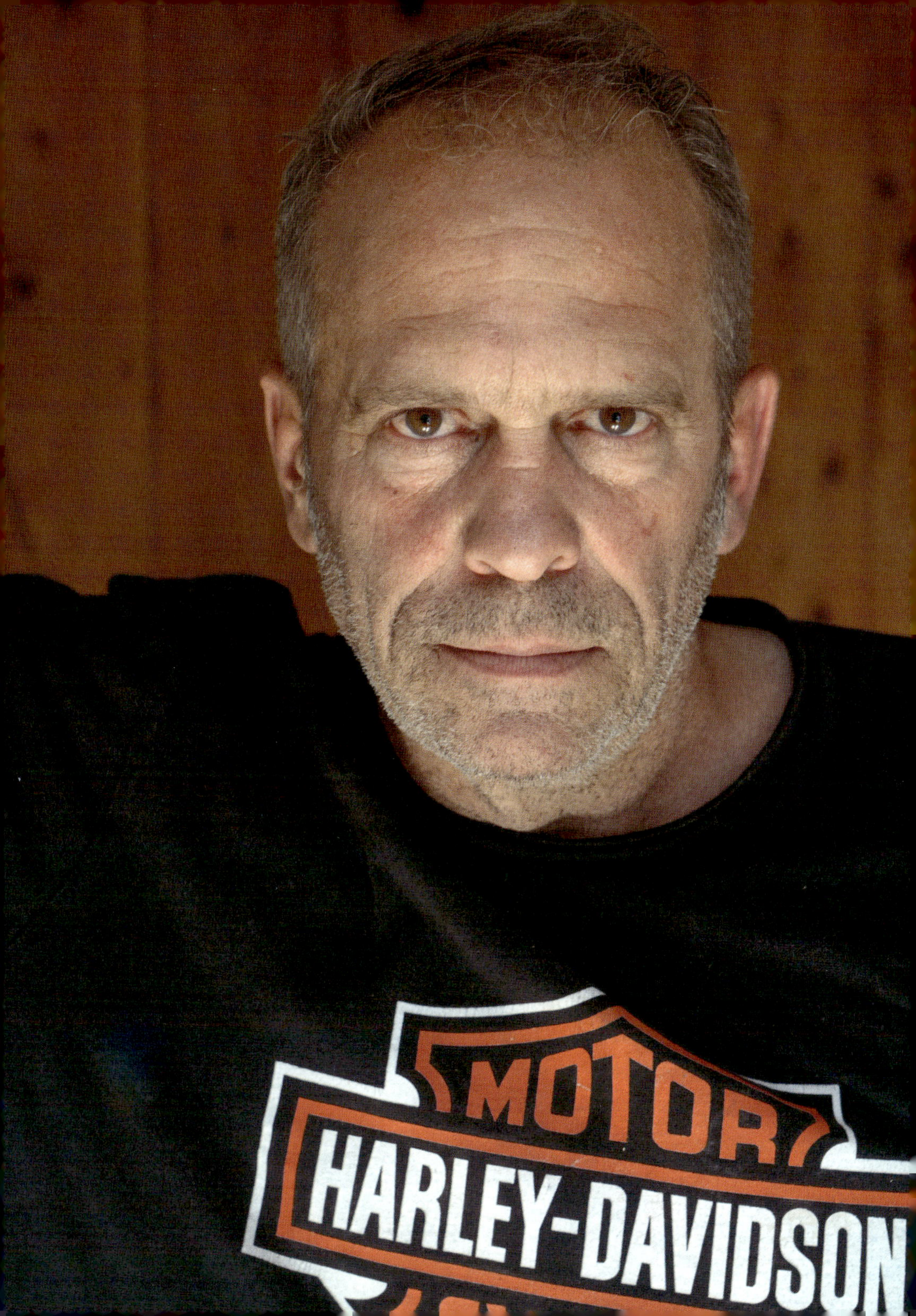
MOTOR
HARLEY-DAVIDSON

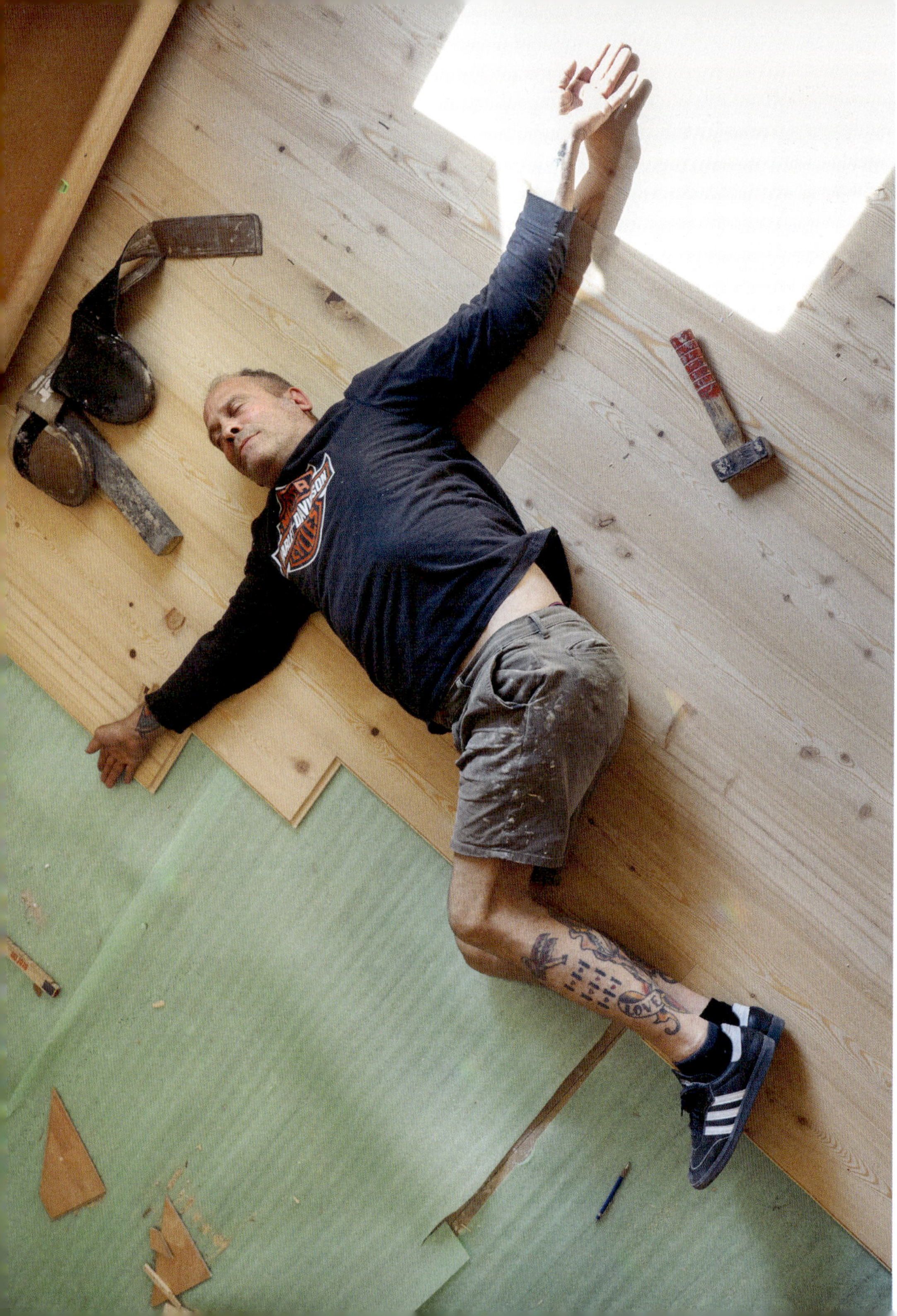

ANDREAS

KROKODIL

Einfach daliegen, nichts tun, weich und passiv in den gegenwärtigen Moment hineinsinken, inmitten von Unerledigtem in sich selbst und im Außen innehalten und die Augen schließen. Das ist der Hammer! Das muss man sich erst mal trauen. Für den aus richtig hartem Holz geschnitzten, rechtschaffenen Turbomacher ist das einfache Krokodil deshalb eine eher fortgeschrittene Yogaübung, der er sich nicht oft genug hingeben kann, natürlich zu beiden Seiten. Diese passive Dehnung verschafft ihm nicht nur einen mikromillimeterscharfen Blick auf das unmittelbar vor ihm Liegende, sondern auch einen großzügigen auf das ganz, ganz, ganz große Ganze. Durch regelmäßiges, aufmerksames Üben des Krokodils gewinnt der untere Rücken Elastizität, der obere Rücken gewinnt Weite und alles dazwischen wird sanft gedehnt und mobilisiert. So lässt sich doch die Last der Welt gelassen schultern.

- Entspannt den unteren Rücken
- Passive Dehnung der Flanken
- Passive Dehnung der Brust- und Halsmuskulatur
- Massiert die Bauchorgane und entgiftet
- Passive Dehnung der Pomuskeln
- Verdauungsfördernd

NAKRASANA, JATHARA PARIVARTANASANA

EIN HAMMER FÜRS KREUZ. **1** Entspannt auf dem Rücken liegen. **2** Arme zur Seite ausstrecken. **3** Füße Pi mal Daumen eine Handbreit vom Po entfernt aufstellen, sodass sie einander berühren. **4** Druck in die Füße geben, Po anheben und eine Handbreite nach rechts wieder ablegen. **5** Knie zusammenlassen, nach links zum Boden senken und als Päckchen ablegen. Nach Möglichkeit beide Schultern am Boden lassen. Wenn angenehm, rechte Hand aufs Knie legen. **6** Kopf nach rechts drehen. Sinn der Übung ist Entspannung! Wenn sie zwickt im Kreuz, Knie weiter nach unten legen oder Plan B: **1** Füße breiter als hüftbreit aufstellen. **2** Knie zur Seite senken. **3** Knie machen lassen, was sie wollen – hin- und herschaukeln, schweben … Wenn du eine stärkere Dehnung der Seite möchtest: untere Ferse auf oberes Knie legen. Entspannt und tief atmen, ruhig ein paar Minuten auf beiden Seiten. **✕** *Bei chronischen Beschwerden im unteren Rücken, in Hüften und Knien ganz vorsichtig sein.*

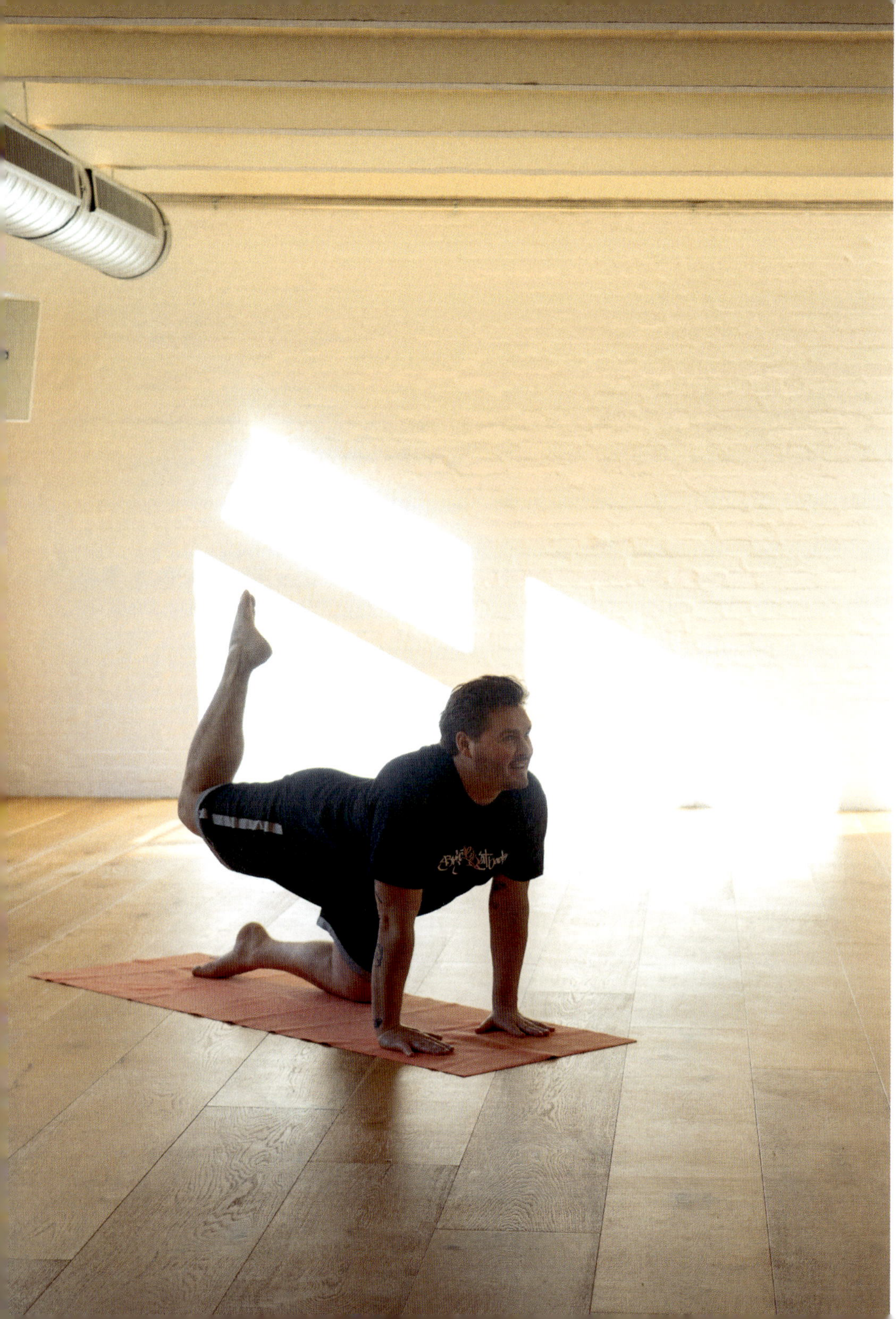

TIGER

Tiger sind die beliebtesten Tiere der Welt. Kein Wunder angesichts der Schönheit, Kraft und Geschmeidigkeit dieser Großkatzen. Die zehnarmige Hindu-Göttin Durga wählte für ihren siegreichen Kampf gegen den Büffeldämon Mahishasura einen Tiger als Reittier, denn er besitzt 1A-Fokus und vortreffliche Balance, einen starken Rumpf, eine imposante Pomuskulatur und einen Oberschenkelbizeps, der sich gewaschen hat. Anmutige Sachen mit den erhobenen Pranken machen kann er auch. Sympathischerweise brüllt der Tiger im Gegensatz zum Löwen nur selten und nie ohne triftigen Grund. In freier Wildbahn ist das Revier des einzelgängerischen Raubtiers bis zu 600 Quadratkilometer groß, der domestizierte Stubentiger hingegen ist mit dem bescheidenen Hoheitsgebiet seiner Yogamatte superhappy und er isst, wenn keiner guckt, gern Currywurst.

- ↔ Dehnt die ganze Vorderseite
- = Tierisch gut für die Balance
- Kräftigt die Rückenmuskeln
- Formt den Gluteus maximus
- Kräftigt die Rückseite der Oberschenkel

VYAGHRASANA

SICH TIERNAMEN VERDIENEN. **1** In den Vierfüßlerstand kommen: Hände unter den Schultern, Hände gespreizt. Arme gestreckt, Armbeugen zeigen nach vorn. **2** Knie stehen unter den Hüftknochen. Fußrücken lang. Für bessere Balance Zehen aufstellen. **3** Schultern nach hinten und weg von den Ohren. Brustbein nach vorn schieben. Kopfhaltung neutral. **4** Bauchmuskeln aktivieren. **5** Einatmend das rechte Bein anheben, aktive Muskeln bis in die Zehen. **6** Bein ein bisschen höher heben. **7** Nach oben schauen und für 3 Atemzüge genießen. **8** Andere Seite. Man kann den Tiger auch dynamisch üben: ausatmend rechtes Bein und linken Ellenbogen unter dem Bauch zusammenbringen, den Rücken ganz rund machen und sich einatmend wieder ausstrecken. ✕ *Vorsicht bei Rücken. Bei empfindlichen Knien eine Decke drunterlegen.*

97

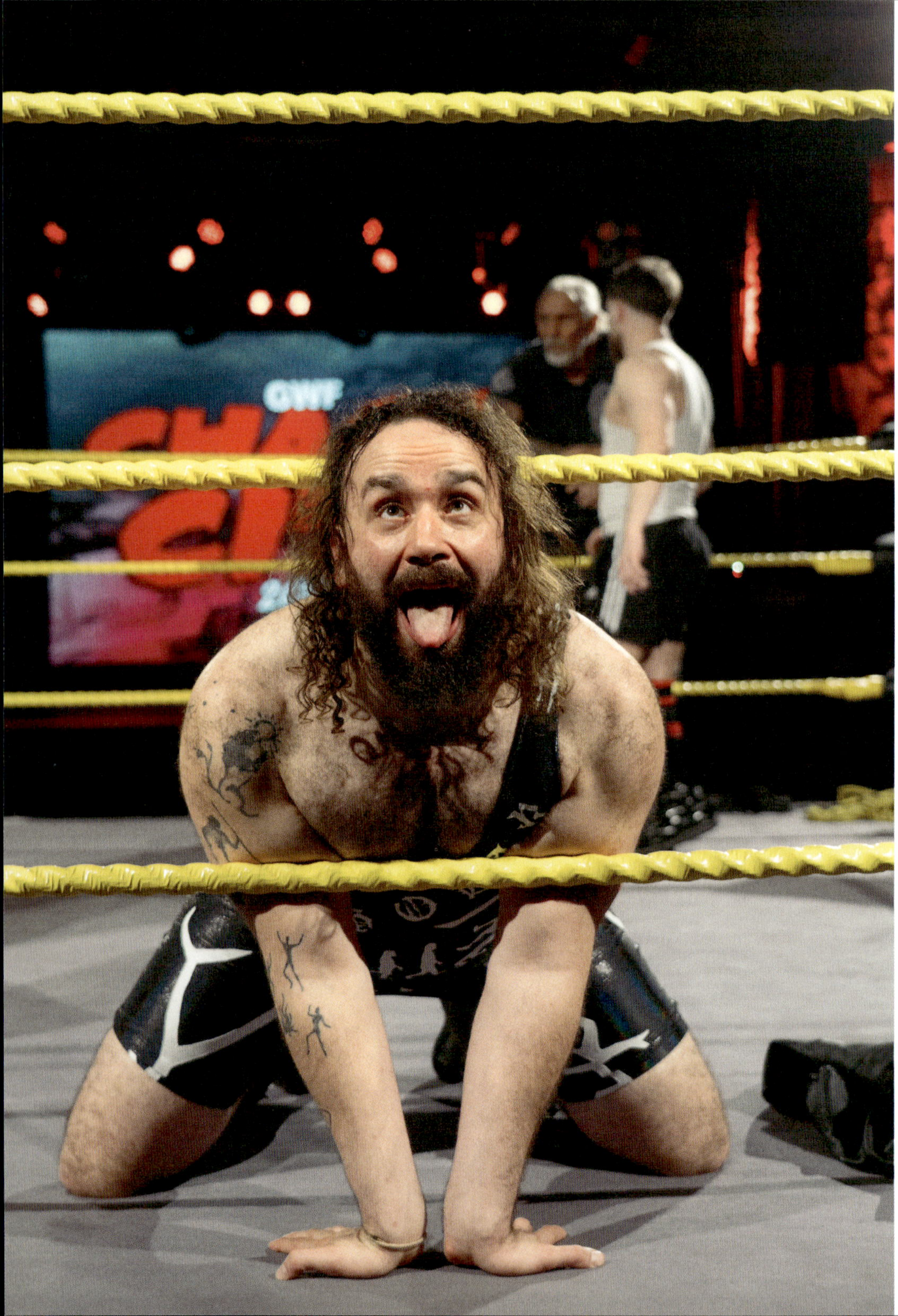

GEORG AKA ASSOLAR

LÖWE

Samson, der biblische Held aus dem Buch der Richter, war ein Mann mit herrlichem Haar. Er vermied Friseurbesuche, weil es geheimnisvollerweise für seine sagenhaften Kräfte verantwortlich war, und er trug seine Mähne gern überschulterlang und offen, was auch echt spitzenmäßig aussah. Weltruhm erlangte Samson, weil ein angriffslustiger Löwe nach dem Match nicht bloß k. o., sondern mausetot war. Samson hatte die Bestie mit bloßen Händen entzweigerissen. Als aufgeklärter Mensch fragt man sich schon: Lag das jetzt wirklich alles nur an seinen Haaren? Und woher nahm Samson überhaupt den Mut, sich diesem riesigen Tier entgegenzustellen? Vermutlich machte er vorm Schlafengehen regelmäßig Atemübungen und kurz vorm Zweikampf fünf Runden Simhasana: tief in den Bauch atmen, vor dem dritten Auge Sieg visualisieren, dann Zunge raus, ab durch die innere Mitte und auf ihn mit hemmungslosestem Gebrüll. So macht der böse Asgolar das auch.

☮ Gut bei Wut

⚒ Löst Spannungen in Brust und Zwerchfell

☺ Reduziert Stress

☺ Erfrischt und entspannt das Gesicht

🔧 Stärkt die Stimme

☆ Vorbeugend gegen Falten und Doppelkinn

SIMHASANA

DAS MACHEN JETZT ALLE. **1** Auf den Fersen sitzen, die großen Zehen berühren sich, die Knie sind geöffnet. **2** Mit Oberkörper und Armen nach vorn kommen. **3** Hände senkrecht unter der Brust nach hinten gedreht aufsetzen, sodass die Finger zwischen die Beine zeigen. **4** Arme kraftvoll durchstrecken. Brustbein heben und nach vorn schieben. **5** Nach einer tiefen Einatmung in den Bauch das Kinn zur Brust senken. **6** Hände und Unterschenkel fester in den Boden pressen. **7** Ausatmend den Kopf heben, auf die Nasenspitze oder zwischen die Augen schauen und mit so weit wie irgend möglich rausgestreckter Zunge brüllen. **8** Sieg über die Angst feiern, peinlich zu sein. ✖ *Wenn es den Löwen in den Knien zwickt, kann er auch auf einem Stuhl sitzend gut brüllen.*

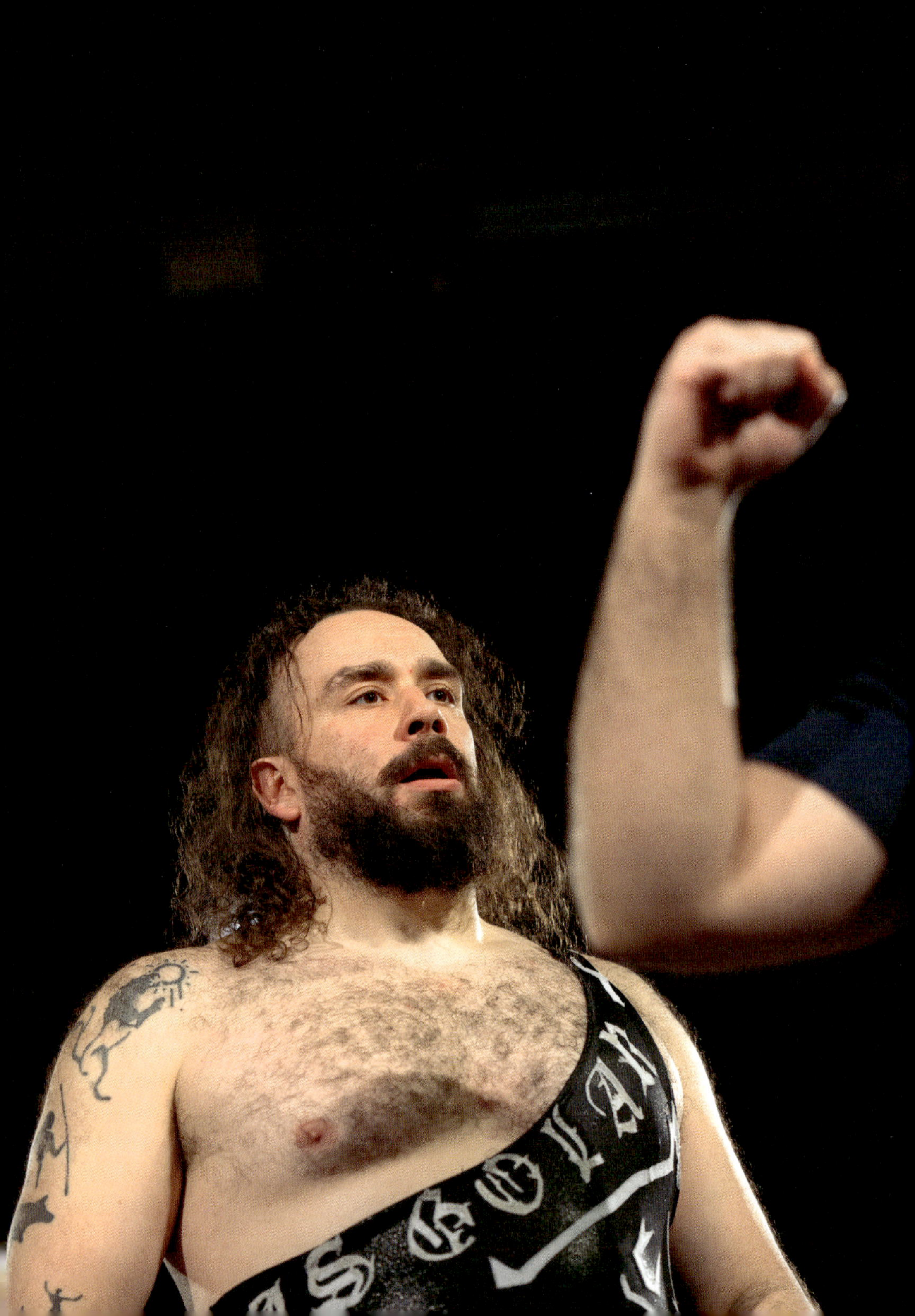

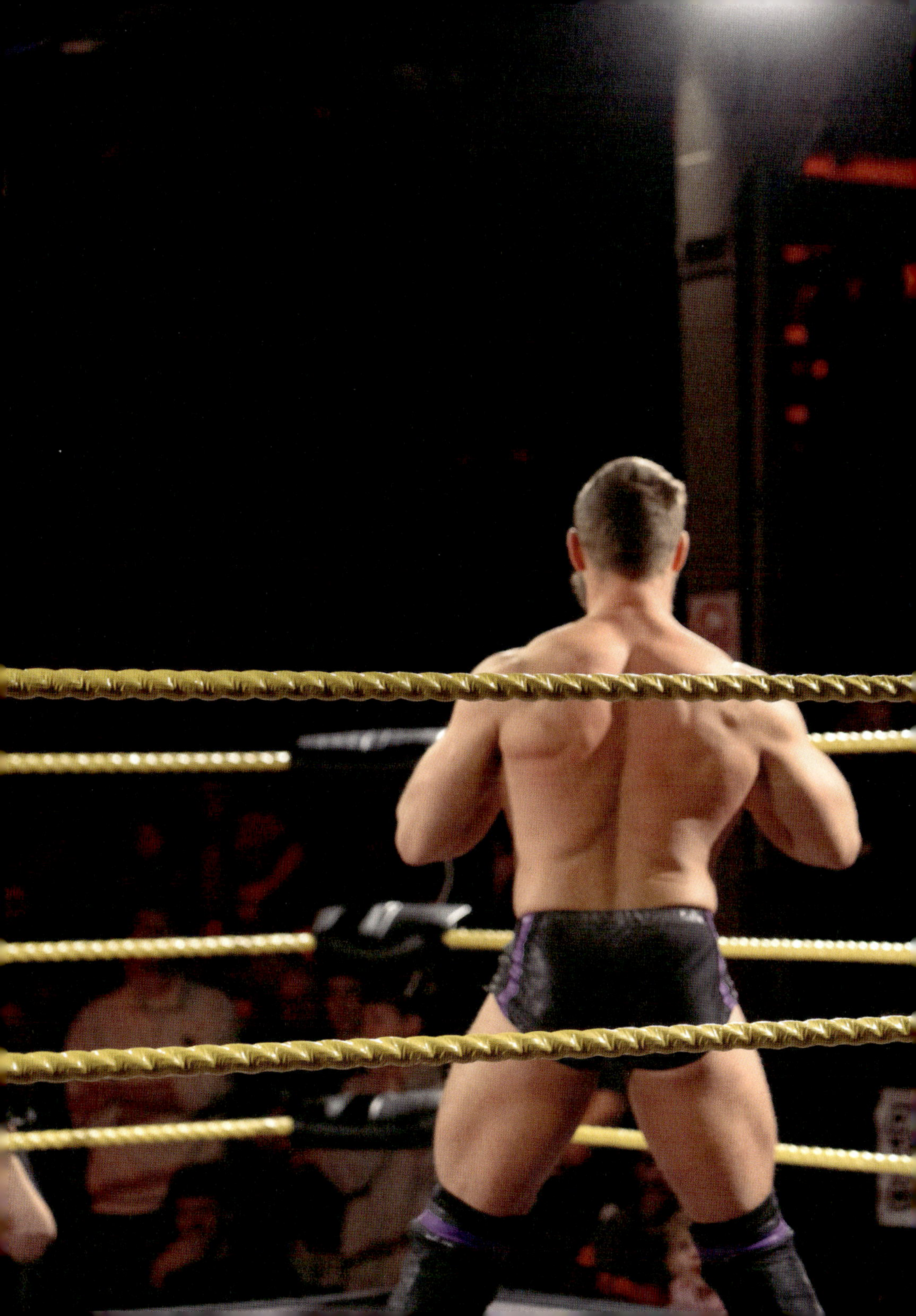

ES ENTSPANNT NICHT NUR DIE SCHULTERN, DASS MAN IM YOGA ZIRKUSREIFE HALTUNGEN KÖNNEN DARF, ABER NICHT MUSS.

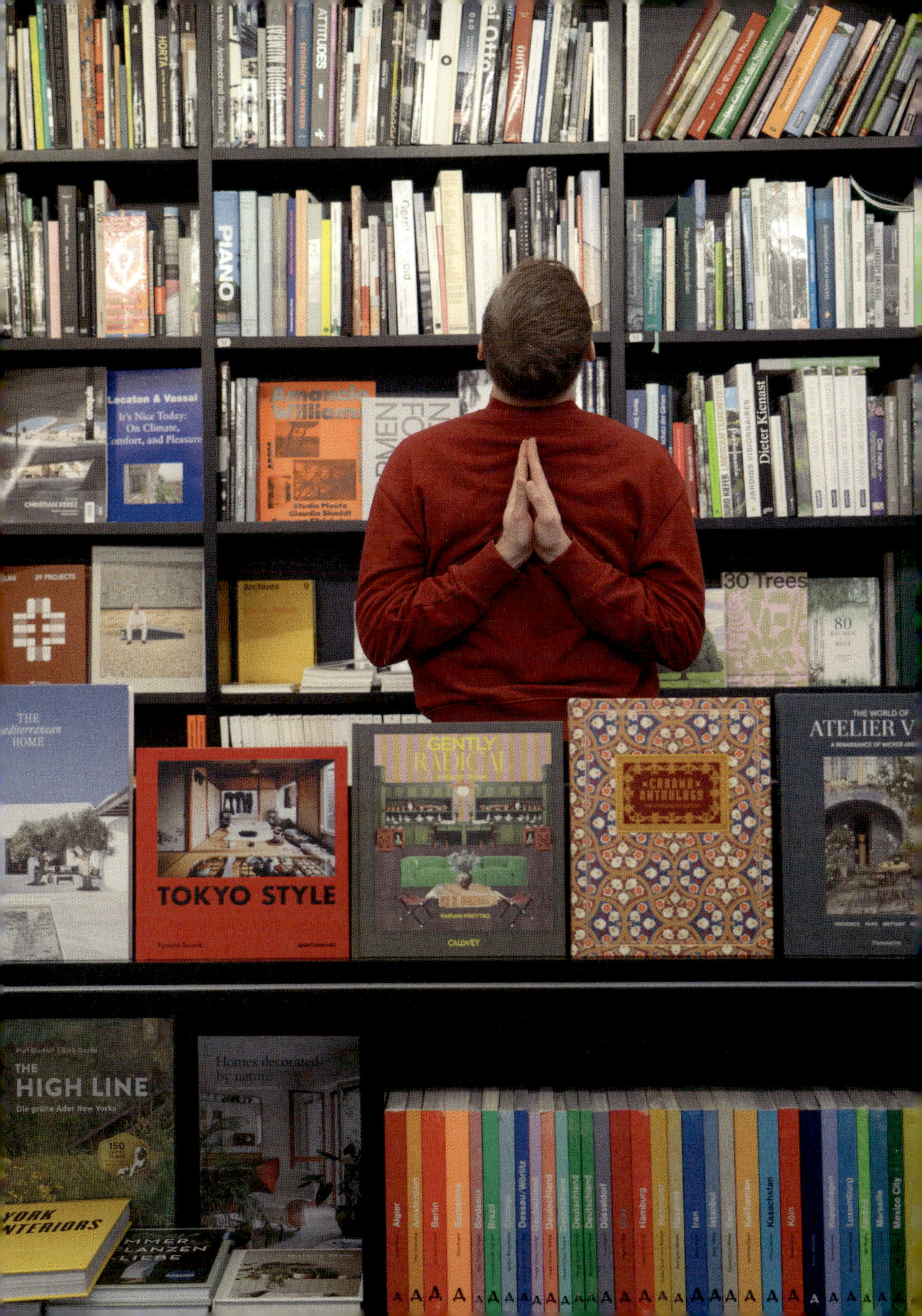
HORTA
ATTITUDES
STUDIO MUMBAI
PIANO
Lacaton & Vassal
It's Nice Today:
On Climate,
Comfort, and Pleasure
CHRISTIAN KEREZ
Amancio Williams
Dieter Kienast
JARDINS VISIONNAIRES
30 Trees
THE
Mediterranean
HOME
TOKYO STYLE
GENTLY
RADICAL
CALLWEY
THE WORLD OF
ATELIER V
THE
HIGH LINE
Die grüne Ader New Yorks
Homes decorated
by nature
Algier
Amsterdam
Berlin
Dessau/Wörlitz
Deutschland
Deutschland
Düsseldorf
Hamburg
Iran
Istanbul
Kasachstan
Köln
Luxemburg
Marseille
Mexico City

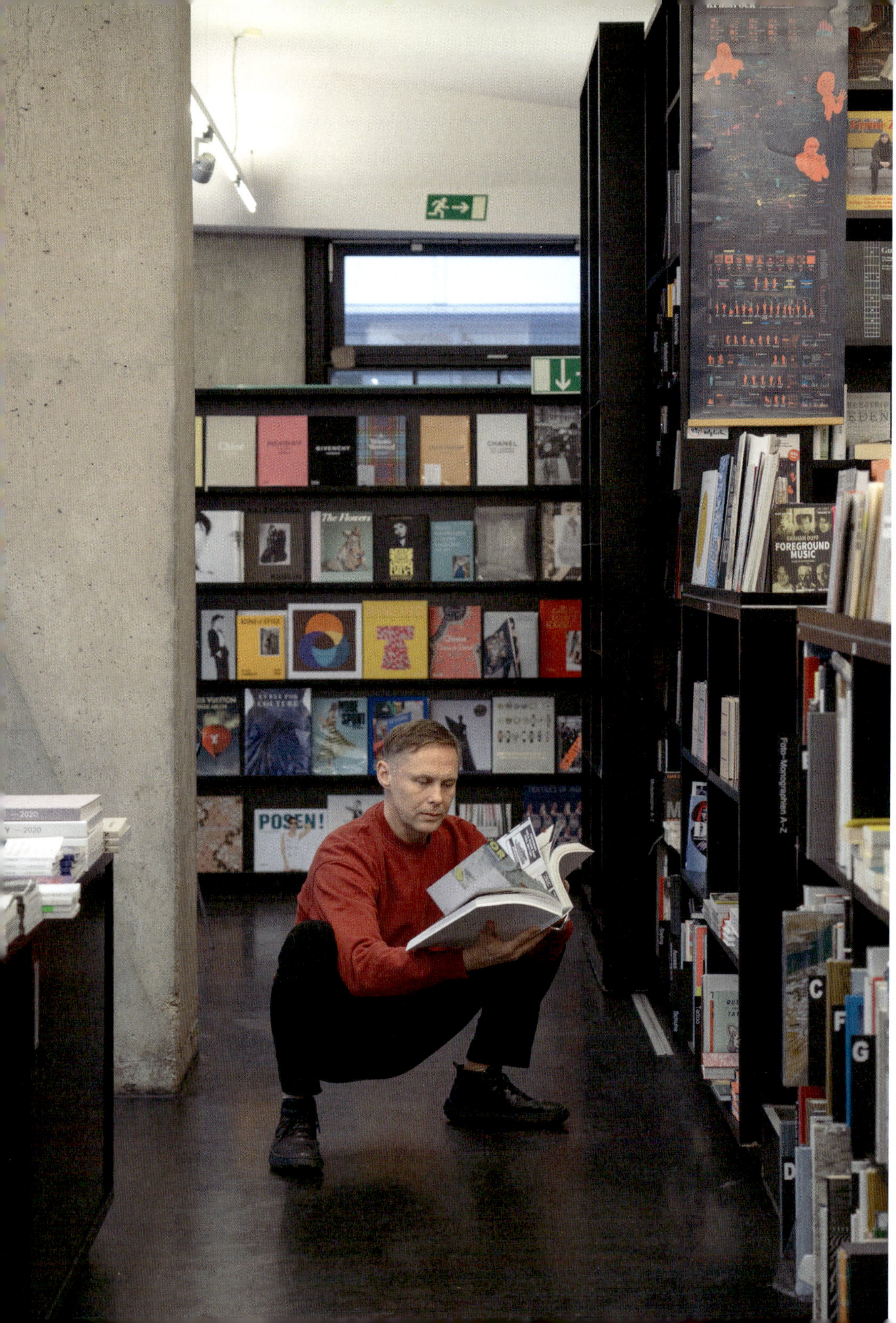
CHANEL
GIVENCHY
The Flowers
GRAHAM DUFF
FOREGROUND MUSIC
POSEN!
Foto-Monographien A-Z

TIEFE HOCKE

Plakativitätshalber greift dieses Buch hin und wieder zu Stereotypen. Es wird unter anderem behauptet, dass „der Mann“ ein Kämpfer ist, der nicht anders kann, als sich permanent zu messen, und es für sein Glück braucht, der Beste, Größte, Stärkste, Klügste, Schönste etc. zu sein. Welch ein Stress! Aus yogischer Sicht ist ein hungriges Ego jedoch nicht bloß ein Stein, sondern ein Steinzeitfindling auf dem schmalen Pfad zu Frieden und Freiheit. Ist es nicht wahre Größe, sich, ohne dass es irgendwo wehtut, klein machen zu können? Andere und ihr Tun mit konkurrenzlosem Wohlwollen und echtem Interesse betrachten zu können? Mit Offenheit in Herz und Hüfte? Herausragend geeignet ist dafür die tiefe Hocke. Sie ist von allen Yogaübungen die größte. Die beste. Sie ist die schönste und die wertvollste Asana der Welt. Und die schwierigste. Zum Niederknien! Schaffst du nicht. Wetten?

- Erdet und macht gelassen
- Fördert die Verdauung
- Dehnt die Leisten
- Streckt die Wirbelsäule
- Stärkt Oberschenkel, Knöchel und Knie

UPAVESHASANA

ADVANCED MANSPREADING. Was dem Mann beim Sitzen in engen Zügen, U-Bahnen oder Flugzeugen mühelos gelingt – die Knie raumgreifend nach außen zu bewegen –, erfordert in der tiefen Hocke ein wenig Technik: **1** Aufrecht stehen, Füße weiter als hüftbreit, Zehen zeigen nach außen, gleichmäßig atmen. **2** Handflächen vor dem Brustbein ineinanderstemmen, Ellenbogen anheben und ausatmend in die Hocke sinken. **3** Füße fest in den Boden stemmen, Knöchel nicht nach innen kippen lassen. **4** Mit den Ellenbogen die Knie auseinanderpressen. **5** Mithilfe dieser Hebelwirkung Rücken weiter aufrichten. **6** Fersen in der Luft? Füße etwas breiter aufstellen und/oder eine zusammengerollte Decke oder doofe Yogabücher von anderen Autoren unter die Fersen legen. **7** Tiefer sinken und mindestens 5 Atemrunden verweilen.

× *Nicht bei Problemen in Knien und Knöcheln, im Bauchraum und nach OPs.*

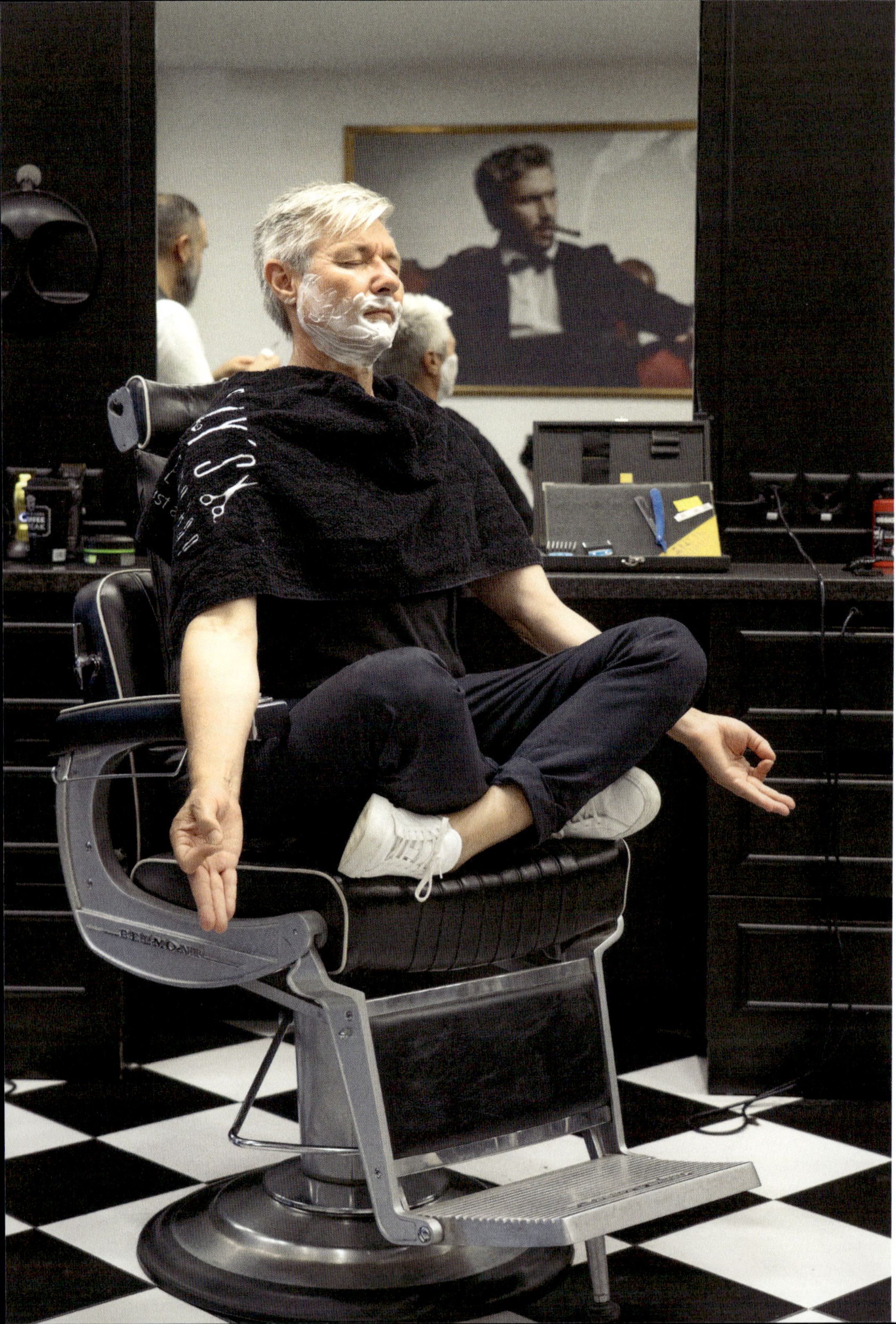

SCHNEIDERSITZ

Hans Nielsen Langseth, * 1867 in Norwegen, † 1927 in North Dakota, hatte einen Bart, der 5,33 Meter maß, und er trat mit ihm im Zirkus auf. Oft musste er es erdulden, dass Besucher, die an der Echtheit seines Bartes zweifelten, schamlos daran zupften. In seiner Freizeit wickelte Hans sein meterlanges sekundäres Geschlechtsmerkmal wie eine Weste um den Bauch – in kalten kontinentalen Wintern ein willkommener Zweitnutzen. Bei intaktem Testosteronspiegel und daraus folgenden 2,8 Millimetern Bartwachstum pro Woche würde es 36,6 Jahre dauern, um die Länge von Hans' zweitbestem Stück zu erreichen. Die Alternative für einen stilsicheren Mann, der sich kühn dem noch immer wachsenden Trend zur Gesichtsbehaarung verweigert, ist die regelmäßige, professionelle Glattrasur im entspannten Bartschneidersitz. Er kann so Angenehmes mit noch Angenehmerem verbinden – einer kleinen, gepflegten Meditation über die Sinnlosigkeit, sich zu vergleichen, zum Beispiel.

- Kräftigt Rücken- und Bauchmuskulatur
- Verbessert die Haltung
- Erleichtert das Atmen
- Beruhigt und erfrischt zugleich

SUKHASANA

GEPFLEGT INNEHALTEN. **1** Im Stehen beobachten, wie man dasteht, wenn man nicht drauf achtet, wie man dasteht. Was machen Schultern, Becken, Wirbelsäule? Hängt der Kopf? **2** Feintrimmen von der Basis aus: Gewicht mehr auf die Fersen verlagern – so richtet sich das Becken auf, die Wirbelsäule streckt sich, Brust und Schultern werden weit. Gerade Linie zwischen Scheitel und Fußgelenk. **3** Das Gleiche im Sitzen: Schienbeine kreuzen und die Linie zwischen Steiß und Scheitel finden. **4** Bauchnabel zur Wirbelsäule ziehen. **5** Per Druck in die Fußkanten das Brustbein heben, Schulterblätter nach unten sinken lassen. **6** Kinn leicht nach hinten schieben. **7** Augen schließen. **8** Rasur und Welt vertrauensvoll geschehen lassen. **✕** *Gut auf die Knie achten! Bei scharfem Schmerz diese Haltung abschminken.*

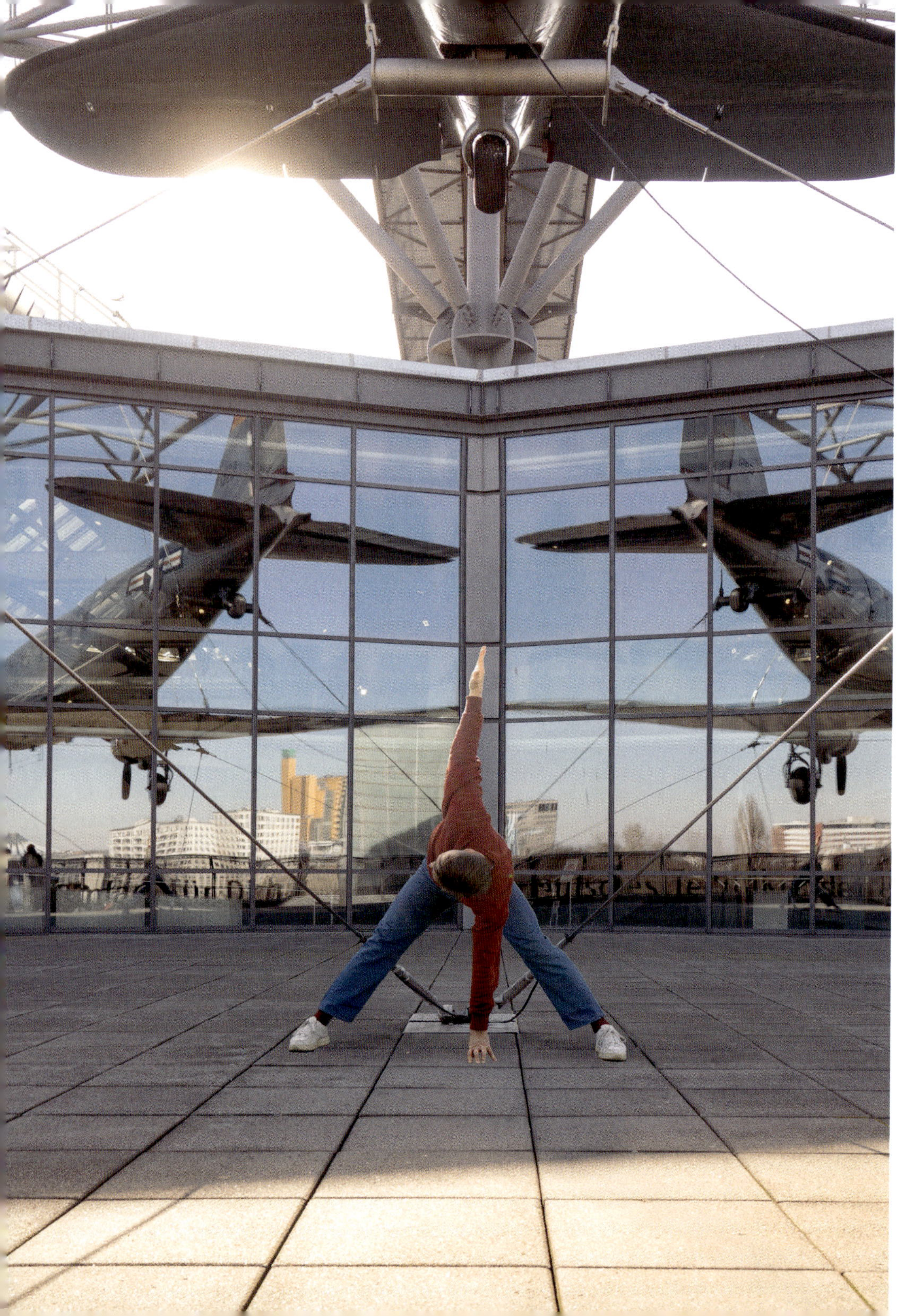

MARVIN

GEDREHTE STEHENDE VORWÄRTSGRÄTSCHE

Über der Terrasse des Berliner Technischen Museums schwebt eine Douglas C-47 B „Skytrain", ein Rosinenbomber, der Teil der Luftbrücke war, mit der Briten und Amerikaner während der sowjetischen Blockade die Westberliner mit dem Allernötigsten versorgten. US-Piloten warfen zudem kleine Päckchen mit Süßigkeiten ab, an Fallschirmchen, die sie aus Taschentüchern gebastelt hatten, um den schuldlosen Berliner Kindern eine Freude zu machen. Über 23 Tonnen Süßes sollen es während der knapp einjährigen Blockade gewesen sein. Das waren die großzügigen, empathischen Staaten von Amerika und der Beginn einer großen transatlantischen Freundschaft … Falls dich gelegentlich angesichts der Weltlage ein Machtlosigkeitsgefühl übermannt, unbedingt weiteratmen. Beweglich bleiben. Achtsam sein. Informiert bleiben und hemmungslos Zeichen für das Gute setzen. Jederzeit. Überall.

- ☮ Wirkt beruhigend
- ⚒ Unterstützt die Entgiftung
- ☺ Hilft der Innenschau
- ↔ Dehnt den gesamten Körper
- ☼ Mildert milden Trübsinn
- = Schult Koordination und Balance

PARIVRTTA PRASARITA PADOTTANASANA

FRIEDEN SCHAFFEN OHNE WAFFEN. **1** In der Grätsche stehen. Füße zeigen gerade nach vorn. **2** Hände an die Hüften legen, Bauchnabel nach innen ziehen und tief einatmend das Brustbein heben. **3** Ausatmend unter Führung des Brustbeins mit nach hinten gezogenen Schultern und geradem Rücken aus dem Hüftgelenk nach vorn kippen, bis der Oberkörper parallel zum Boden schwebt. **4** Linke Hand oder Fingerkuppen unter der Nase aufstellen, Rücken bleibt kraftvoll und gerade. Arm eventuell mit einem Block verlängern. **5** Torso oberhalb des Nabels seitlich aufdrehen. Brustbein gehoben lassen, das Becken bleibt, wo es ist. **6** Oberen Arm senkrecht und gestreckt nach oben. Darauf achten, dass sich das Becken nicht mit dreht. Linke Hüfte eventuell zurückziehen. **7** In die obere Hand schauen oder in Verlängerung der Wirbelsäule zur Seite. **8** Bilaterale Friedensbemühungen auf der anderen Seite einleiten. **✕** *Bei niedrigem Blutdruck, Migräne oder Schwindel. Nicht bei Ischias und Bandscheibenproblemen. Bei Nackenschmerzen Kopf nicht drehen.*

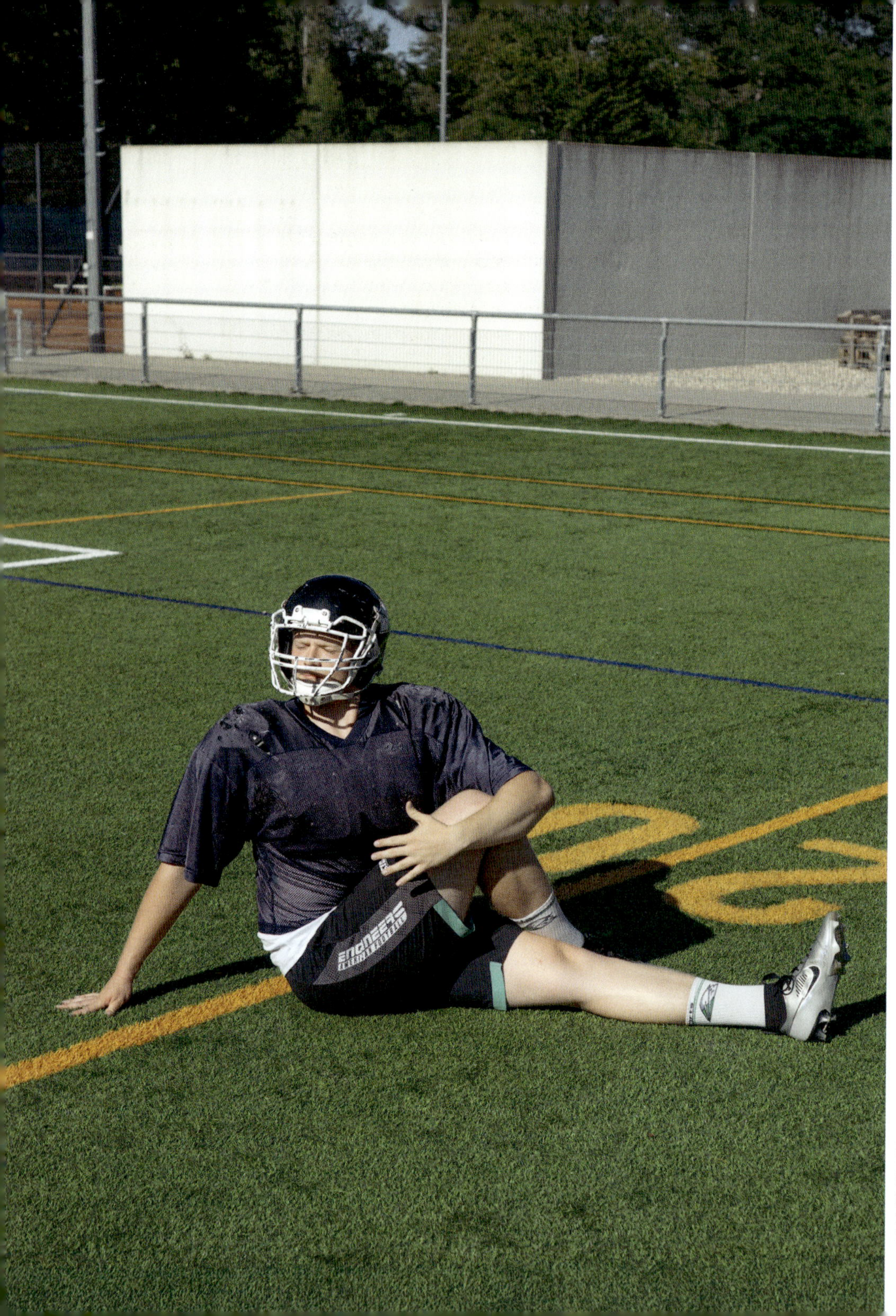

MAXIMILIAN

HALBER KÖNIG DER FISCHE (VARIATION)

ARDHA MATSYENDRASANA

Angeblich wurde der Namensgeber dieser Haltung unter einem ungünstigen Stern geboren und von seinen Eltern ins Meer geworfen, wo er viele Jahre im Bauch eines Fisches lebte. Eines Tages wurden Fisch und Matsyendra Zeuge, wie Gott Shiva seine Gattin auf dem Meeresgrund in die Geheimnisse des Yoga einweihte und Matsyendra sagte sich: „Ach, da mach ich doch gleich mit, ich hab ja sonst nix vor." Und schon zwölf Jahre später tauchte er als Erleuchteter aus dem Meer auf. Geschichte und Philosophie des Yoga können verwirrend sein, jedoch weit weniger verwirrend als American Football. In Momenten körperlicher oder spiritueller Ratlosigkeit über die eigene Position auf dem Spielfeld des Lebens ist Innehalten immer ein smarter Move. Matsyendras Drehsitz light hilft, sich zu erden, Rätselhaftes zu verdauen, Rückgrat zu bewahren und klar zu sehen – vor allem mit geschlossenen Augen.

- Stimuliert Leber, Nieren, Milz
- Kräftigt die Rumpfmuskulatur
- Stärkt Flexibilität von Nacken, Wirbelsäule und Schultern
- Erdet die Seele und erfrischt den Geist

WEISER SPIELZUG. **1** Mit ausgestreckten Beinen und geradem Rücken sitzen. Zehen anziehen. Ist es nicht möglich, das Becken aufzurichten, um den Rücken zu strecken, auf die Kante eines Blocks oder Buches oder einer Decke setzen. **2** Rechtes Knie anziehen, rechten Fuß an der Außenseite des linken Knies aufstellen und fest in den Boden pressen, vor allem den Ballen des großen Zehs. **3** Die linke Hand hält das rechte Knie, die Fingerspitzen der linken Hand hinter dem Po aufstellen. **4** Einatmend den Rücken noch mal extralang machen, Sitzbeinhöcker in den Boden pressen, ausgestrecktes Bein aktivieren und ausatmend den Torso zum aufgestellten Knie drehen und über die rechte Schulter schauen, so weit wie angenehm. Das Brustbein führt, nicht der Kopf! **5** Eventuell linken Ellenbogen an der Außenseite des rechten Knies arretieren. **6** 30 Sekunden tief atmend halten und Seite wechseln. **✕** *Besser nicht bei Migräne, Bandscheibenproblemen und chronischen Beschwerden im Bauch.*

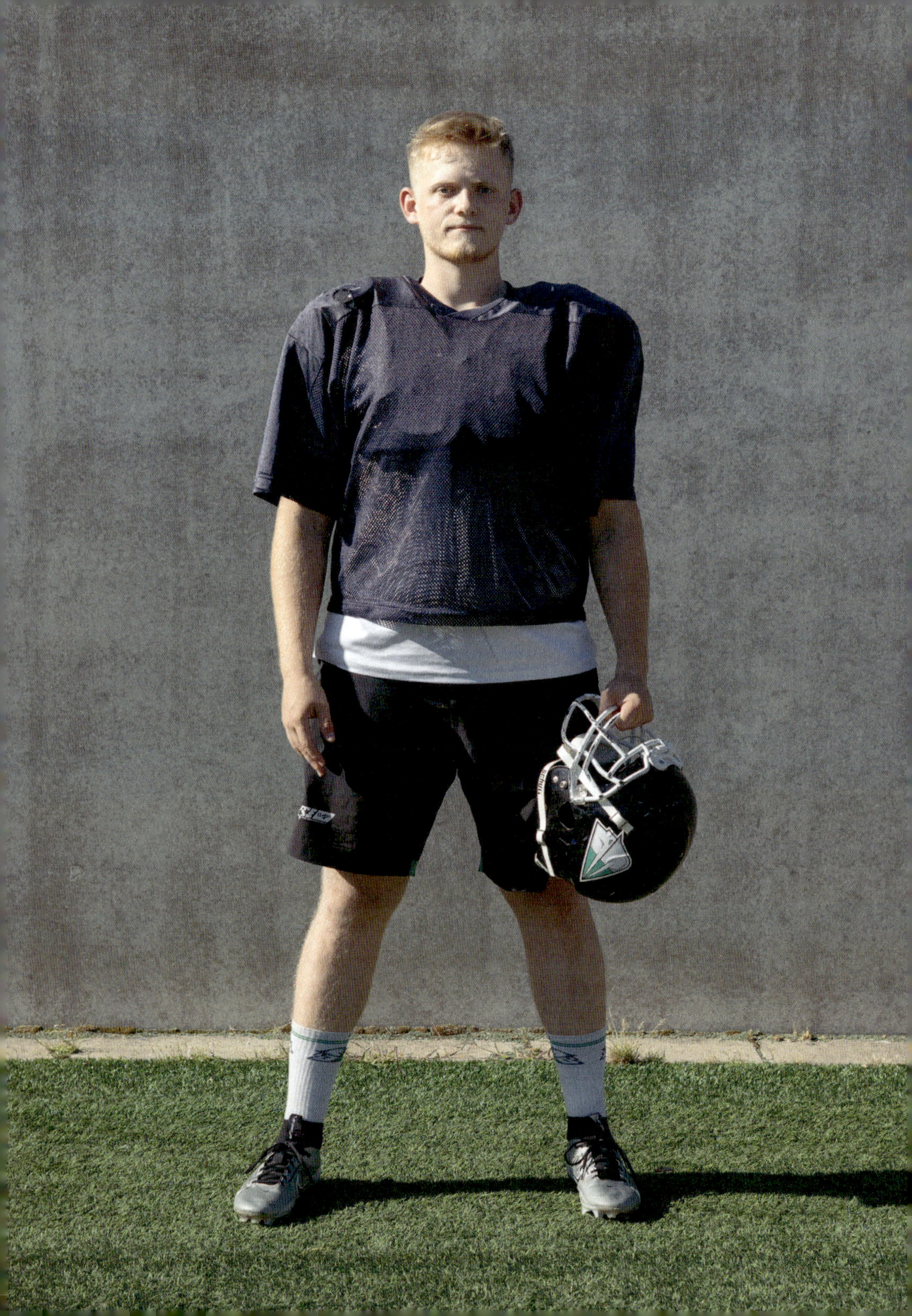

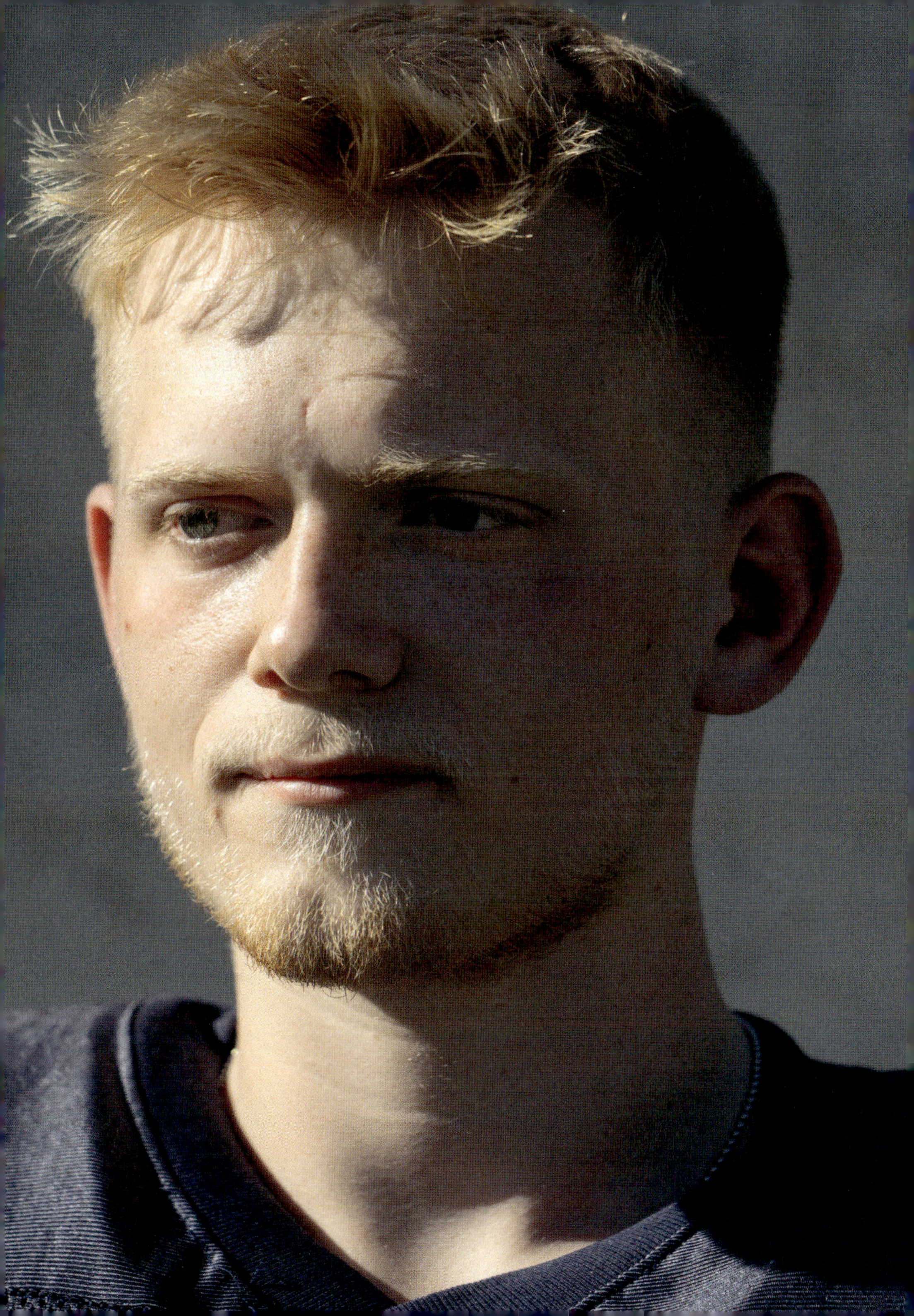

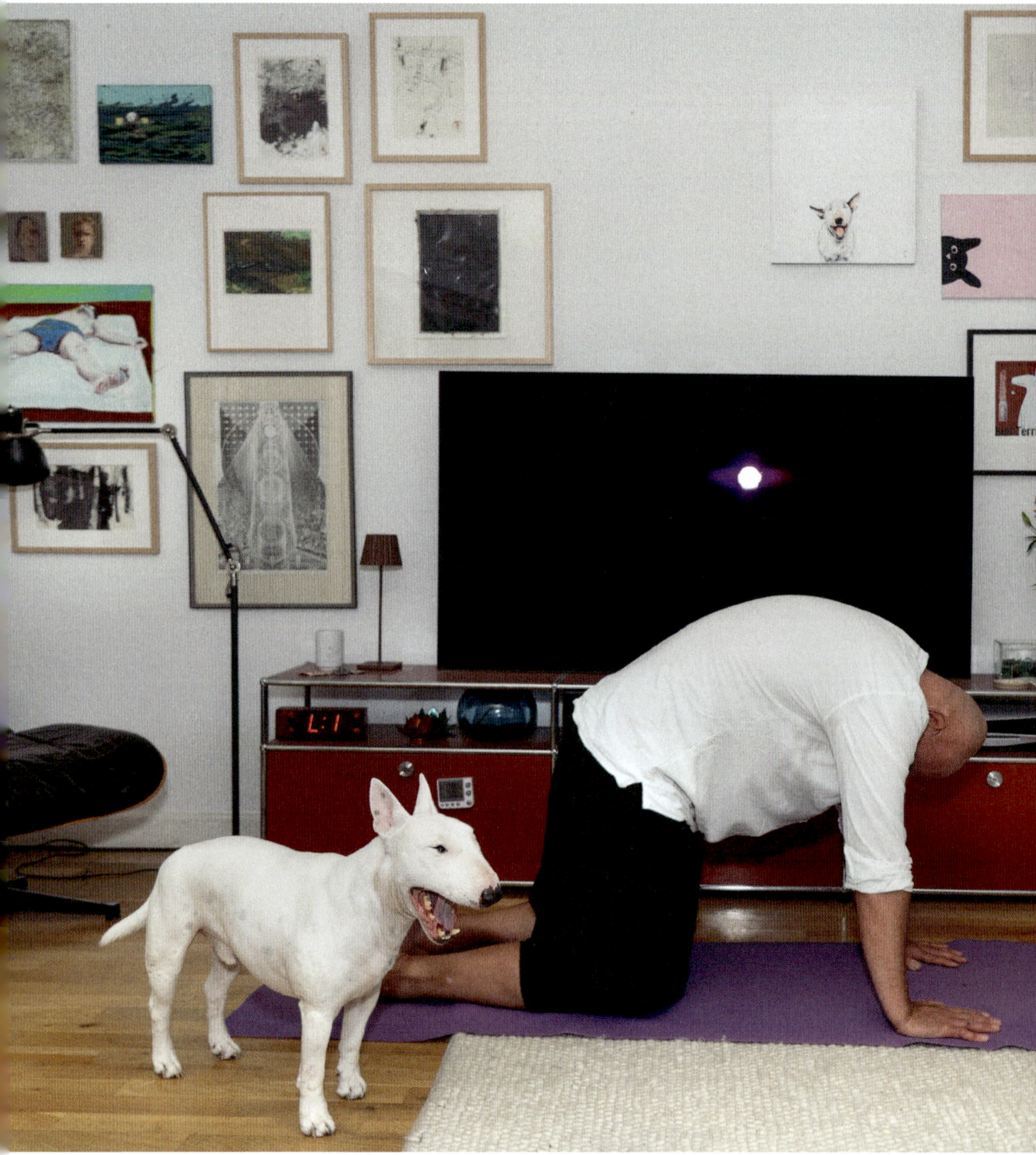

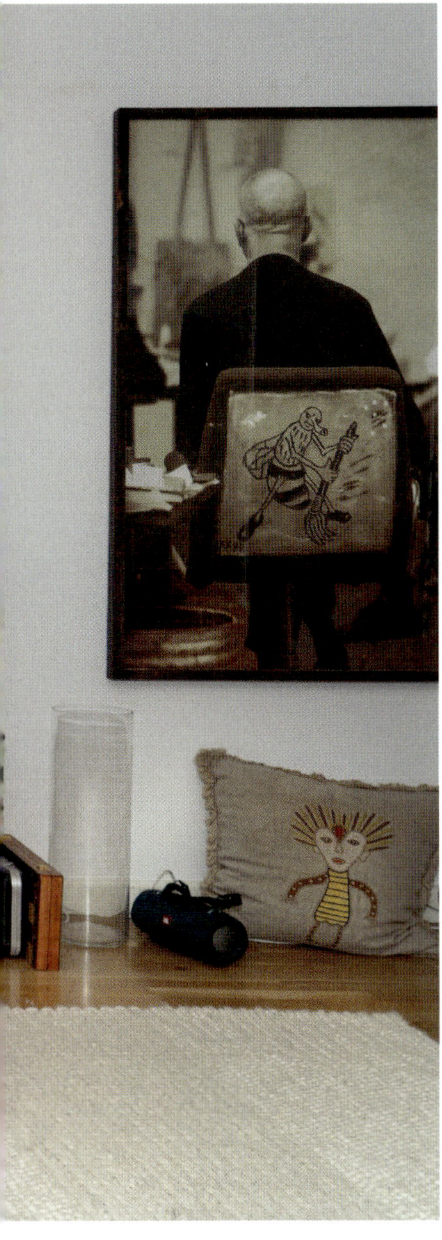

DIE SPEKTAKULÄR UNSPEKTAKULÄRE KATZE: AUCH BEI DEN ERFAHRENSTEN YOGAHASEN TÄGLICH IN DEN TOP TEN DER EFFEKTVOLLSTEN ASANAS.

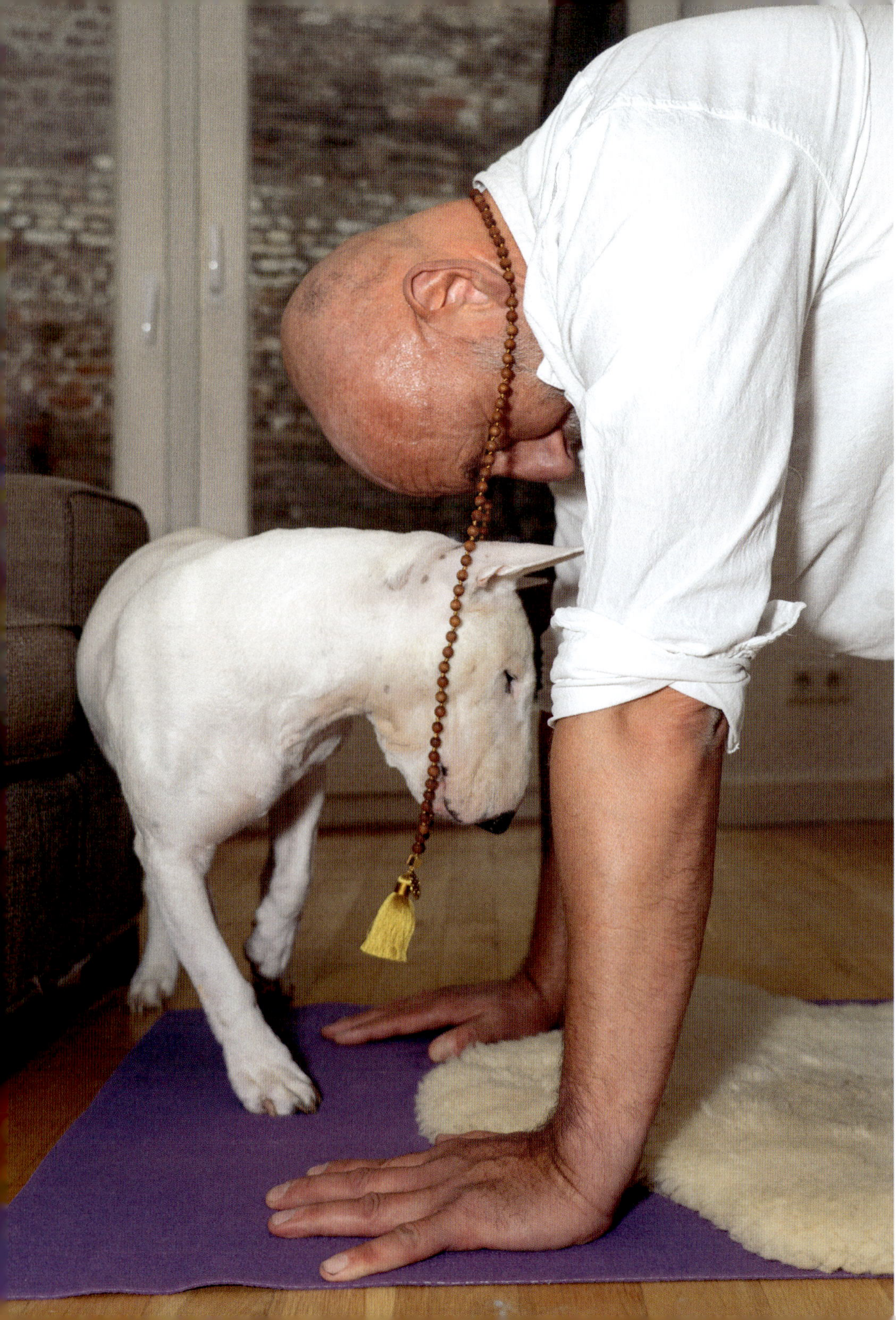

KATZE

Kopfstand ohne Arme, Glühwürmchen oder Pfau mit Lotusbeinen – zahllose anspruchsvolle Haltungen wissen mit herrlichen Namen zu beeindrucken und füttern außerdem das Vorurteil, dass überirdische Körperbeherrschung mit Talent zu multipler Verknotung essenzieller Teil der Yogapraxis sei. Den wenigsten Yogis gelingen Nummern wie die eben genannten aus dem Stand. Den meisten niemals. Und etliche haben noch nicht einmal Interesse daran. Wem's Freude macht, der darf eine Yogapraxis selbstverständlich in ein ehrgeiziges Bootcamp verwandeln und hinterher zu blutigen Steaks Eiweißdrinks exen. Doch die ältesten, weisesten Yogahasen kehren wieder und wieder und wieder zu einer oder zwei Handvoll mit Neugierde und technisch versiert ausgeführten, geradezu mauerblümchenhaft unauffälligen Übungen wie der Katze zurück. Und das fühlt sich an, wie im eigenen Körper nach Hause zu kommen und sehnsüchtig erwartet zu werden.

- ⚒ Löst Verspannungen zwischen Nacken und Becken
- Kräftigt Rücken und Körpermitte
- ⚒ Hält die Wirbelsäule geschmeidig
- ☺ Freut den Hund

MARJARYASANA

MIEZMIEZMIEZMIEZMIEZ. **1** In den Vierfüßlerstand kommen: Handgelenke unter den Schultern, Arme gestreckt, Armbeugen zeigen nach vorn. **2** Knie unter den Hüftknochen, Zehen aufgestellt oder Fußrücken lang. **3** Rücken beschreibt eine gerade Linie zwischen Scheitel und Steiß, Gesicht parallel zum Boden, Nacken lang. **4** Gleichmäßig atmen. **5** Alle Muskeln des Rumpfs aktivieren, Bauchnabel nach innen ziehen, Beckenboden anspannen. **6** Mit der nächsten Ausatmung den Boden wegpressen und den Rücken rund machen. Schulterblätter auseinanderziehen und Schambein zum Bauchnabel ziehen. Kinn zur Brust und Blick zum Bauchnabel. **7** Mit der Einatmung wieder in die neutrale Position kommen oder in Richtung Kuh gehen: **8** Hohlkreuz machen und Kopf vorsichtig in den Nacken legen. **9** Zwischen Katze und Kuh wechseln. Kann man eigentlich immer machen, manchmal vielleicht mit einer Decke unter den Knien. **×** *Bei Knieproblemen Decke unterlegen oder im Stehen oder Sitzen üben. Nicht bei Bandscheibenvorfall.*

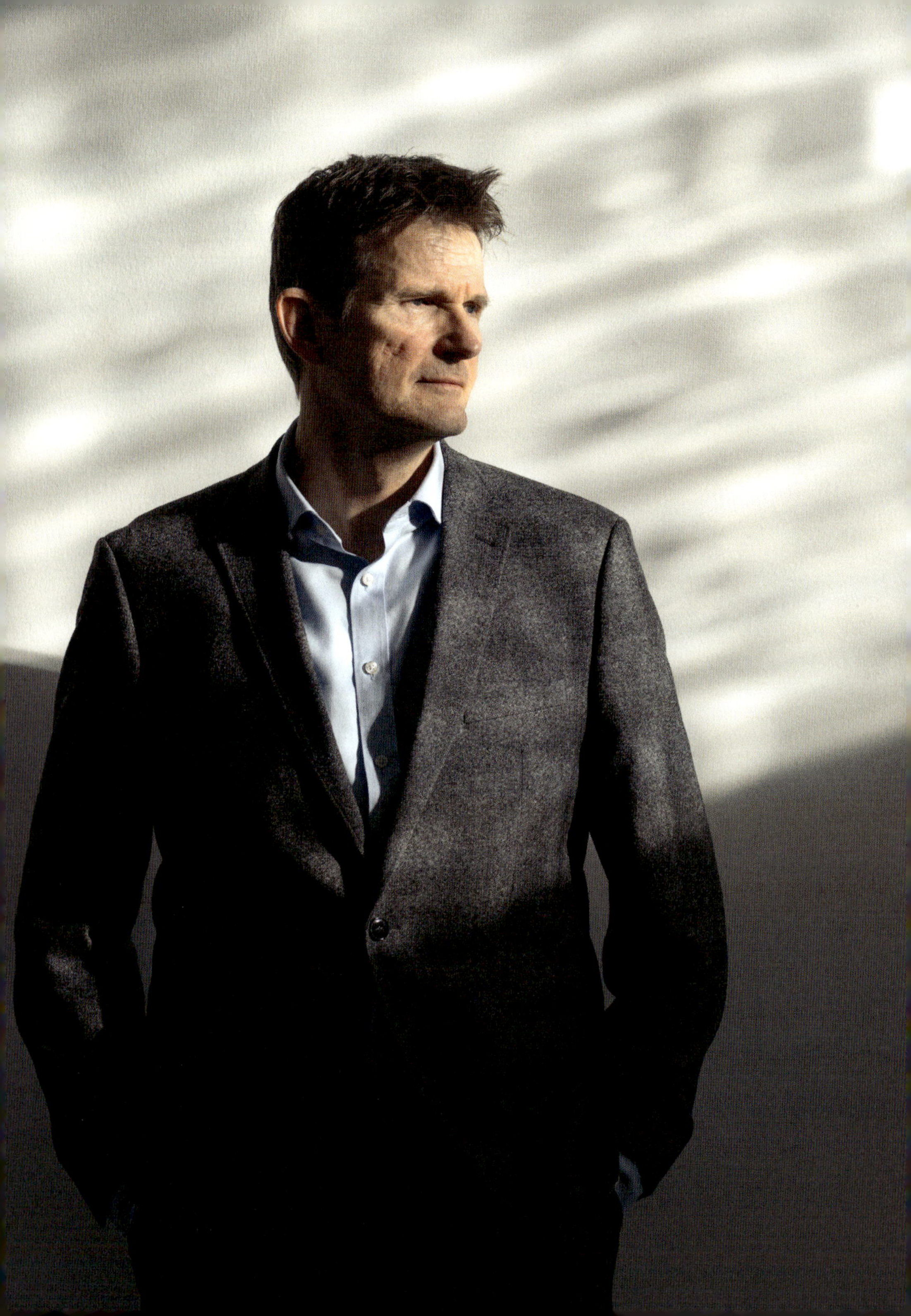

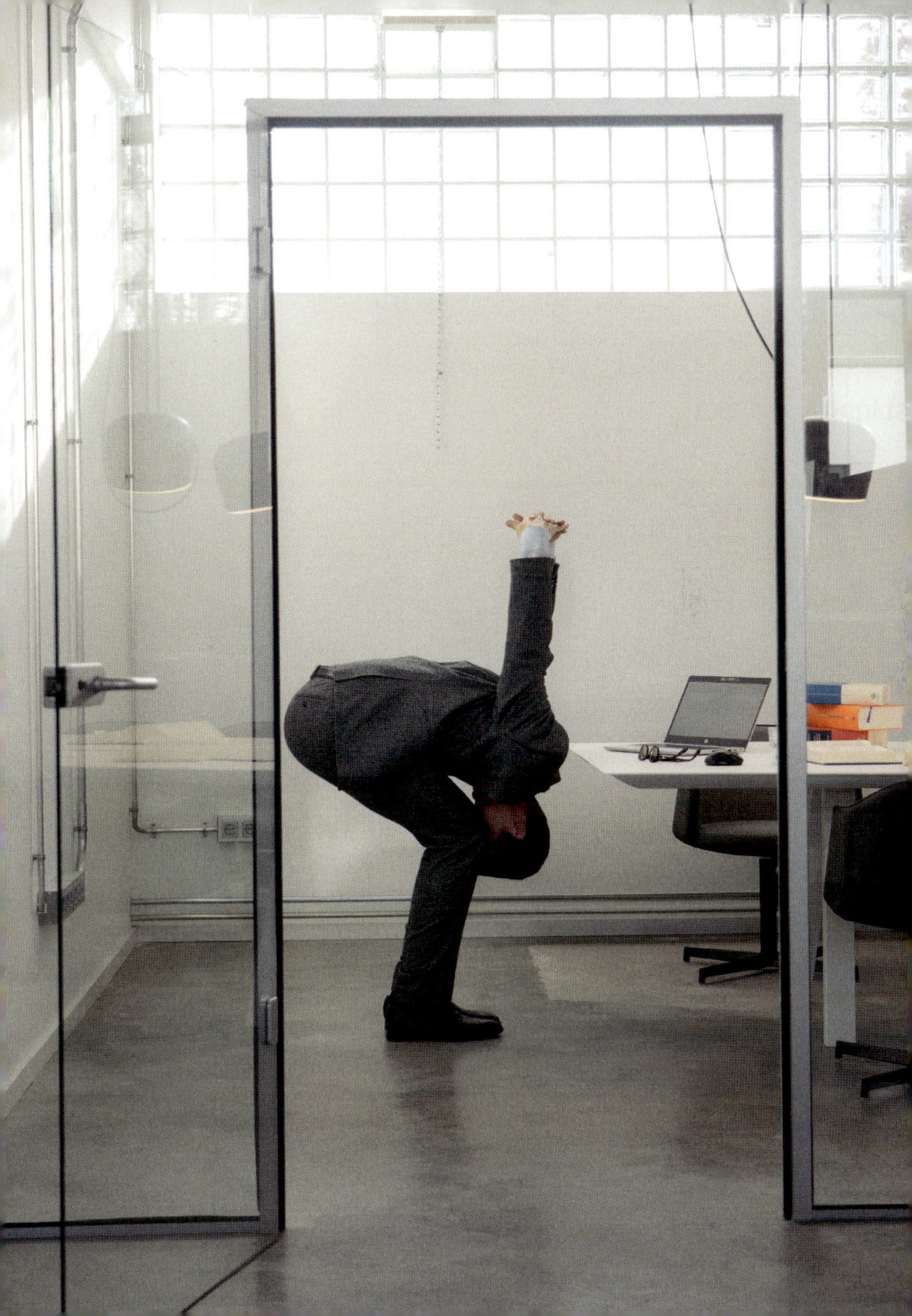

YOGA VERTRÄGT SICH NICHT NUR BESTENS MIT KRAFTTRAINING, ES IST EINS.

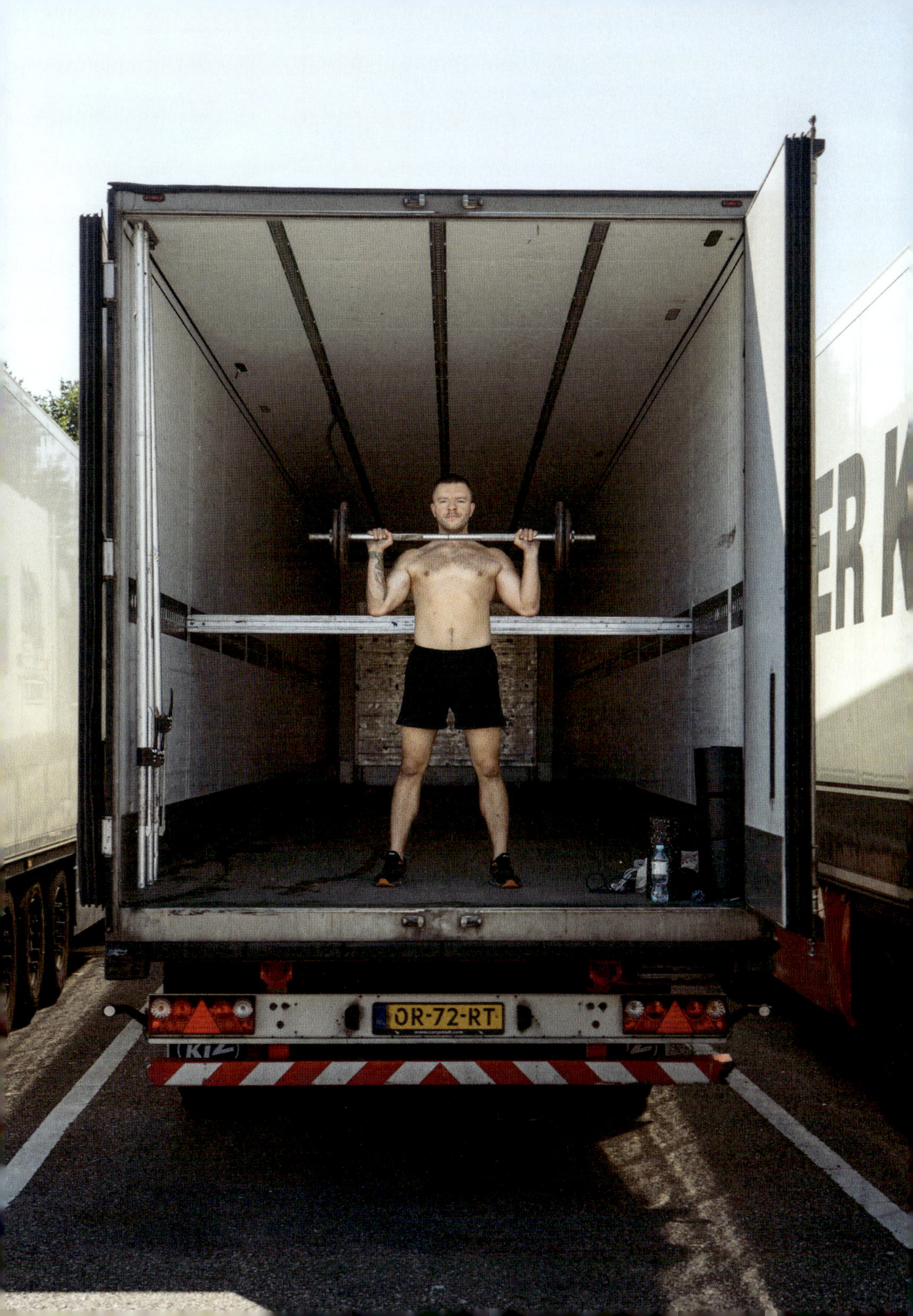
ER K
OR-72-RT

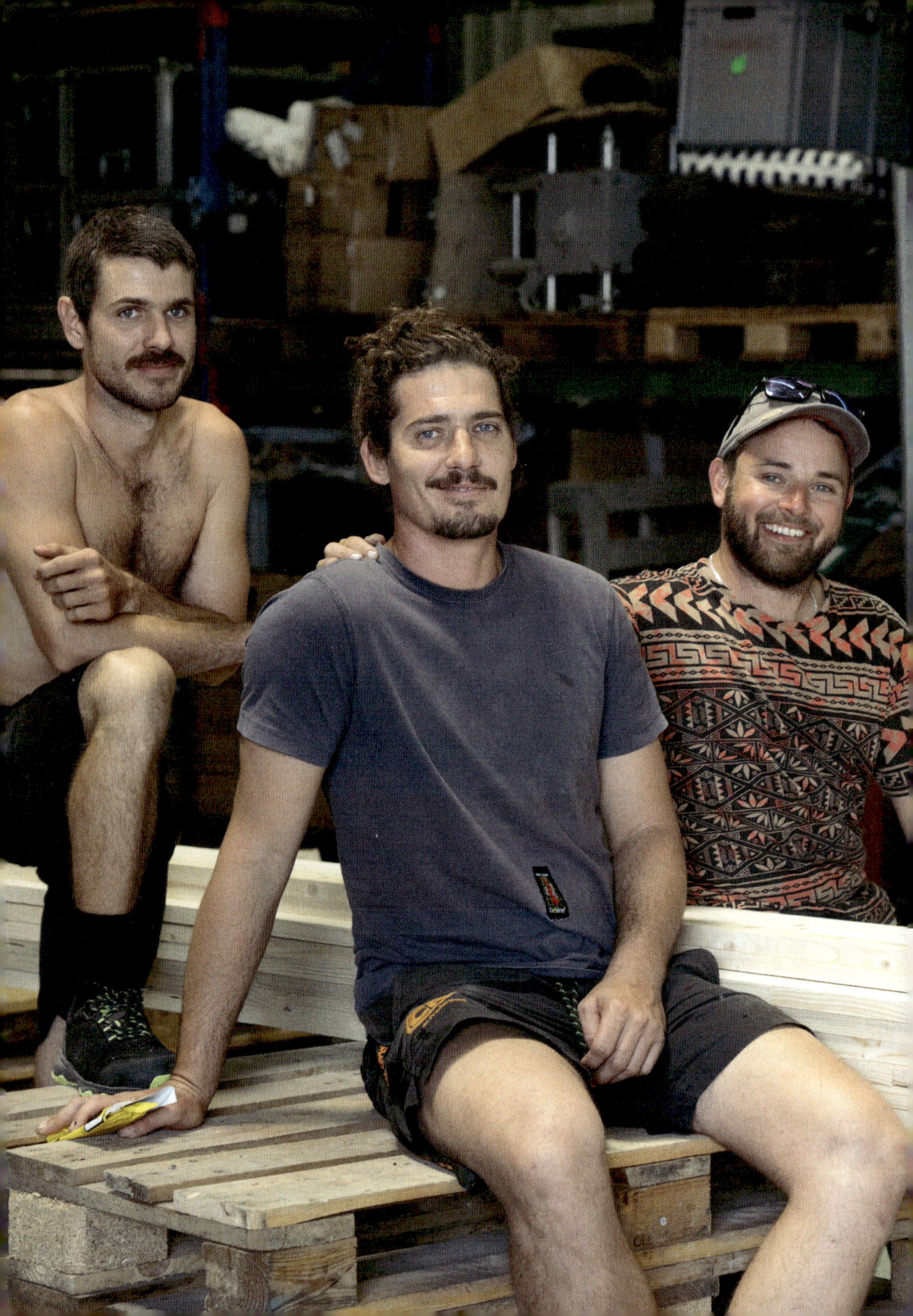

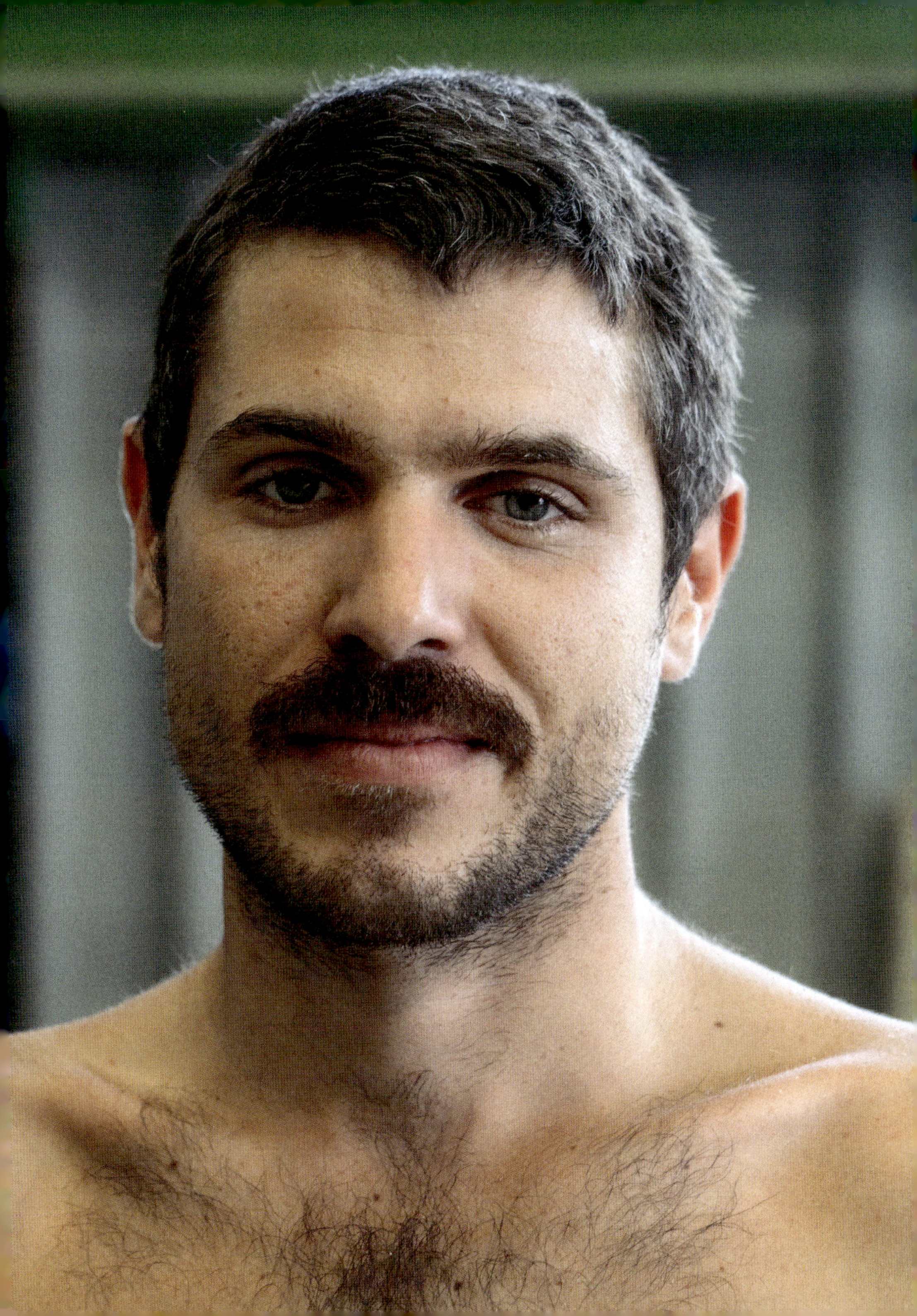

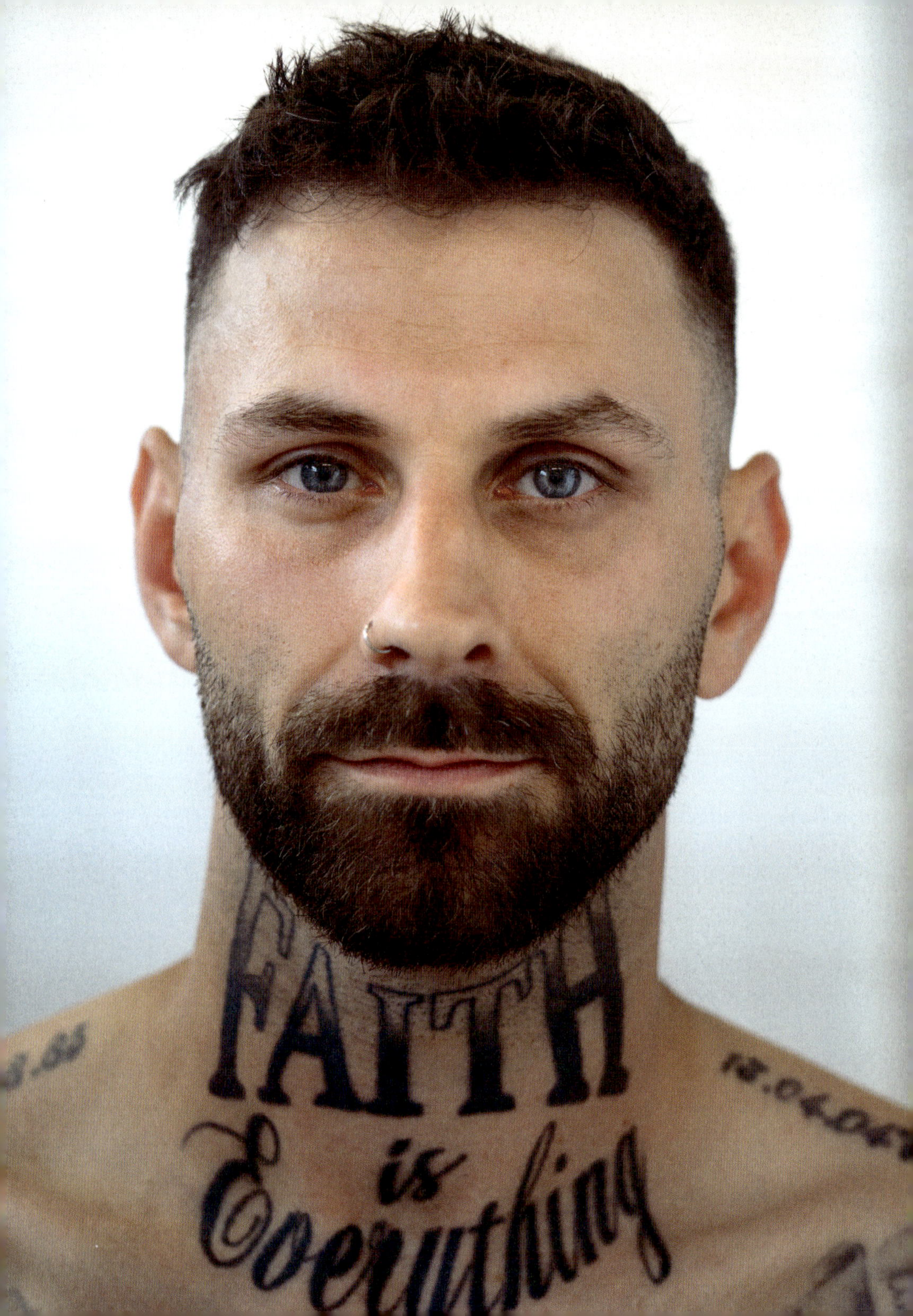
FAITH
is
Everything

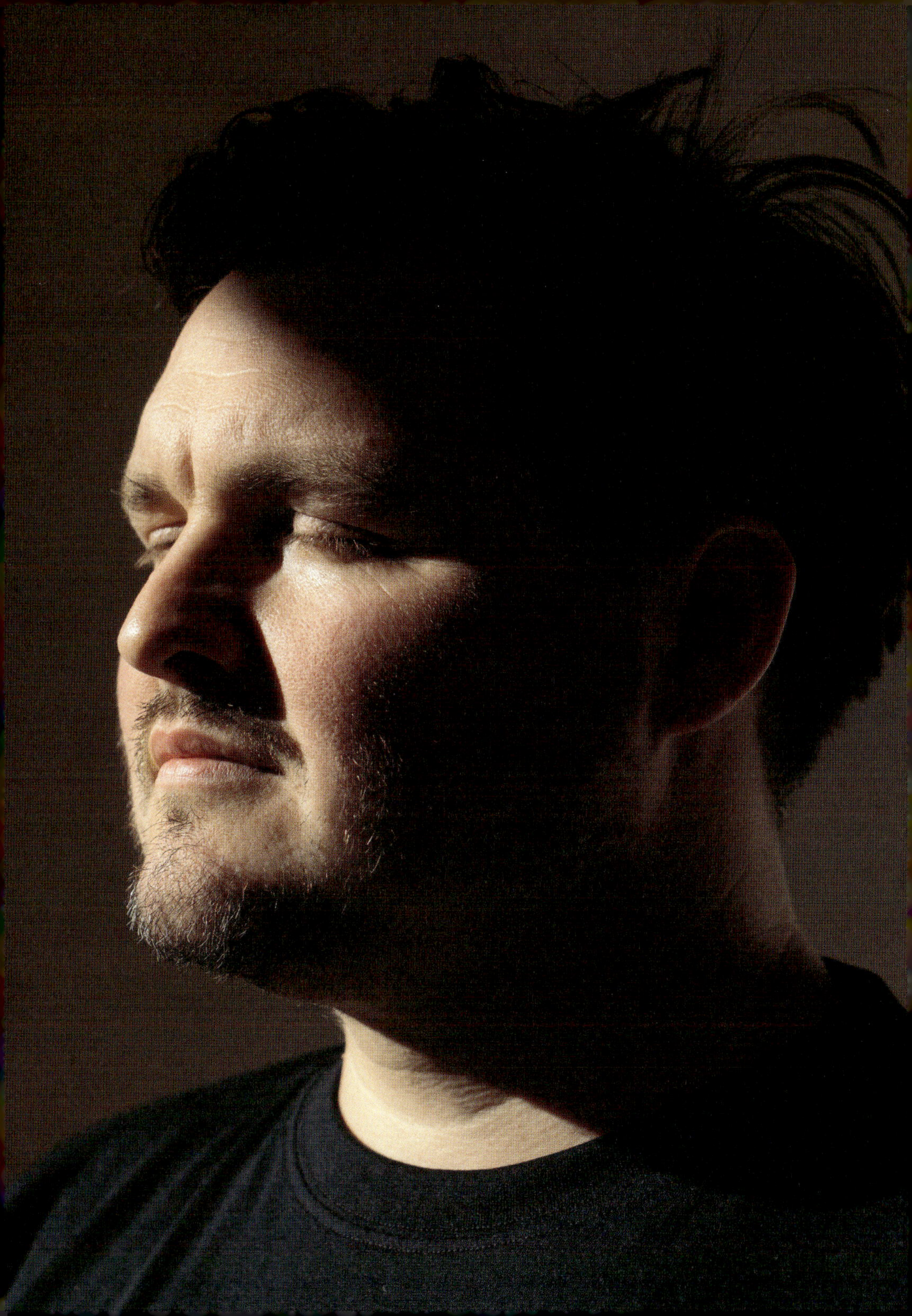

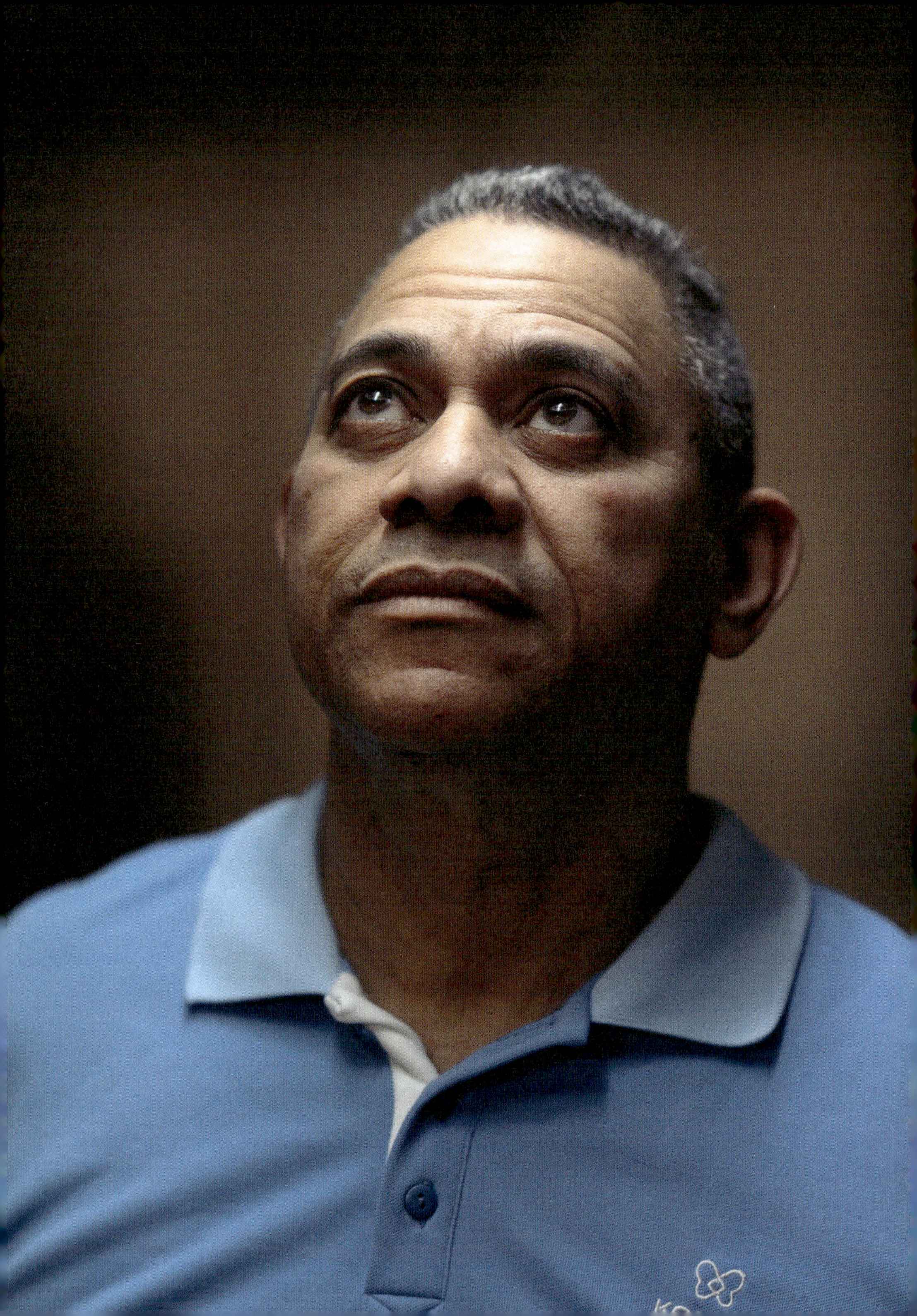

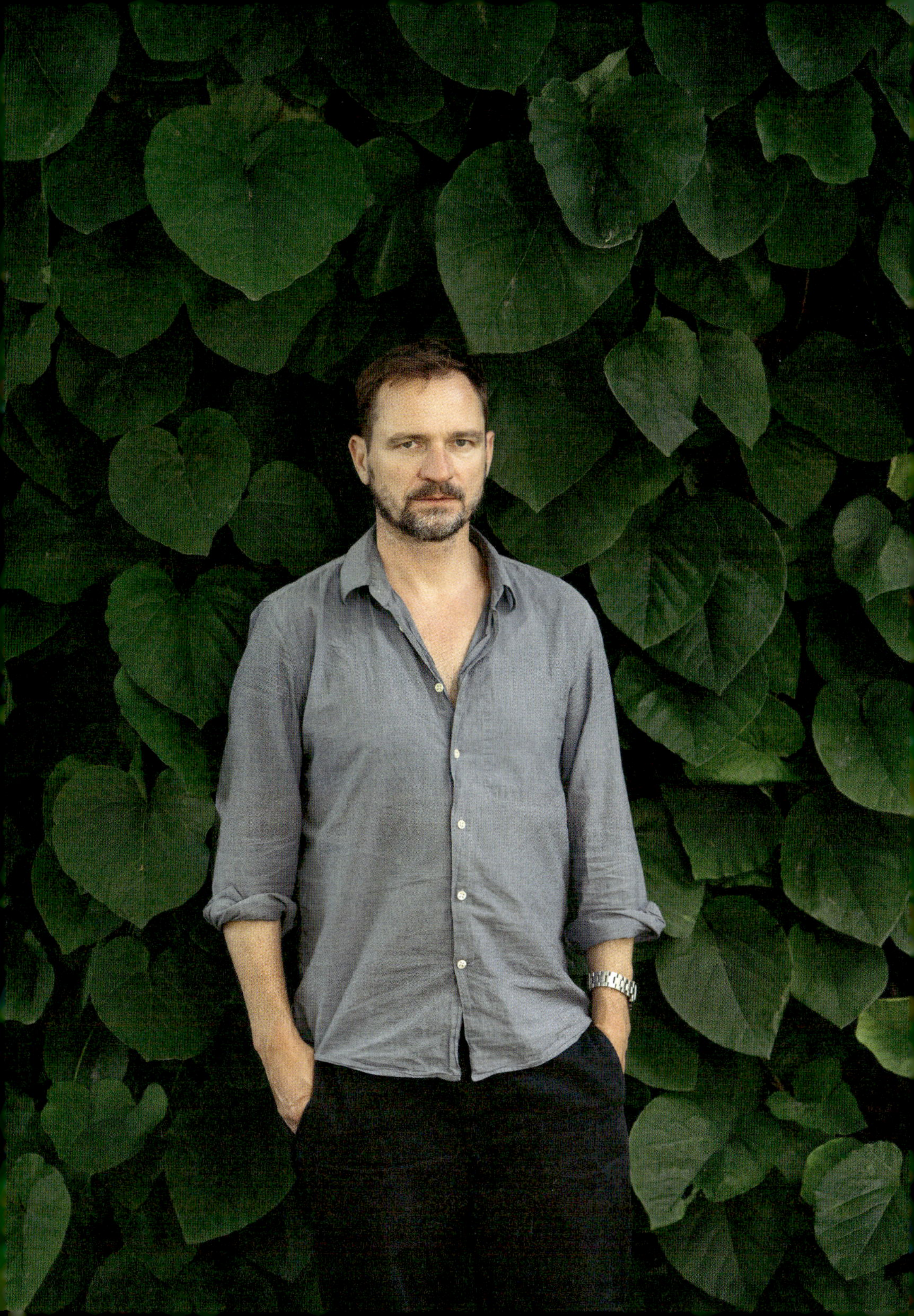

MARVIN ZILM

Marvin Zilm ist in seinem Element, wenn es um sachliche, ungekünstelte, authentische Fotografie von Menschen geht, die sich in ihren natürlichen Lebens- und Arbeitsumfeldern aufhalten und Dinge tun, die sie lieben oder tun müssen. Er fotografiert so, wie er es meint, am liebsten mit natürlichem Licht, was seine Fotografie so wahrhaftig, ehrlich und nahbar macht. Er ist selten ohne Kamera – die auch mal eine Mittelformatkamera sein kann – unterwegs, denn der einmalige, unbeobachtete und oft unfreiwillig komische Moment könnte sich jederzeit ereignen. Seine Arbeiten für Magazine und Unternehmen erscheinen international. Er hat zwei Fotobände veröffentlicht. Die gleichnamigen Bücher porträtieren zum einen „Men at Work", zum anderen die Bewohner und ihre Wohnungen in einem großen Mietshaus in der „Ohlauer Ecke Wienerstraße" in Berlin.

Marvin und Judith kennen sich seit 20 Jahren und waren immer wieder als Team für Editorials und Reportagen auf Tour. Leider noch nie mit einer Ducati.

JUDITH STOLETZKY

Judith Stoletzky ist nicht naturelastisch und erinnert sich gut, wie tölpelhaft und unbeweglich sie sich in ihrer ersten Yogastunde fühlte. Nach zwei Jahrzehnten des Übens kann sie ihre Arme inzwischen blind von ihren Beinen unterscheiden. Um eine relative Geschmeidigkeit in Gliedern und Gemüt aufrechtzuerhalten, rennt sie viel und macht natürlich dauernd Yoga. Mal länger, mal kürzer, aber fast täglich. Dank ihrer Ashtanga-Vinyasa-Ausbildung und den exzellenten Lehrern, denen sie über die Jahre begegnen durfte, weiß sie einigermaßen gut, wie's geht. Sie liebt es, wenn Bilder und Buchstaben gemeinsam etwas auf die Beine stellen, weshalb Werbung, Editorial und Büchermachen für die gelernte Kommunikationsdesignerin, Texterin und Creative Directrice perfekte Spielfelder sind. In ihren fantasievollen Büchern geht es – mit humorvollem Abstand – unterm Strich um dasselbe: ums Glücklichsein – sei es durch Schönheit, Genuss, Kunst oder Bewegung. Vor diesem Buch war sie mit „YOGA while you wait" auf internationaler, selbstironischer Yogamission.

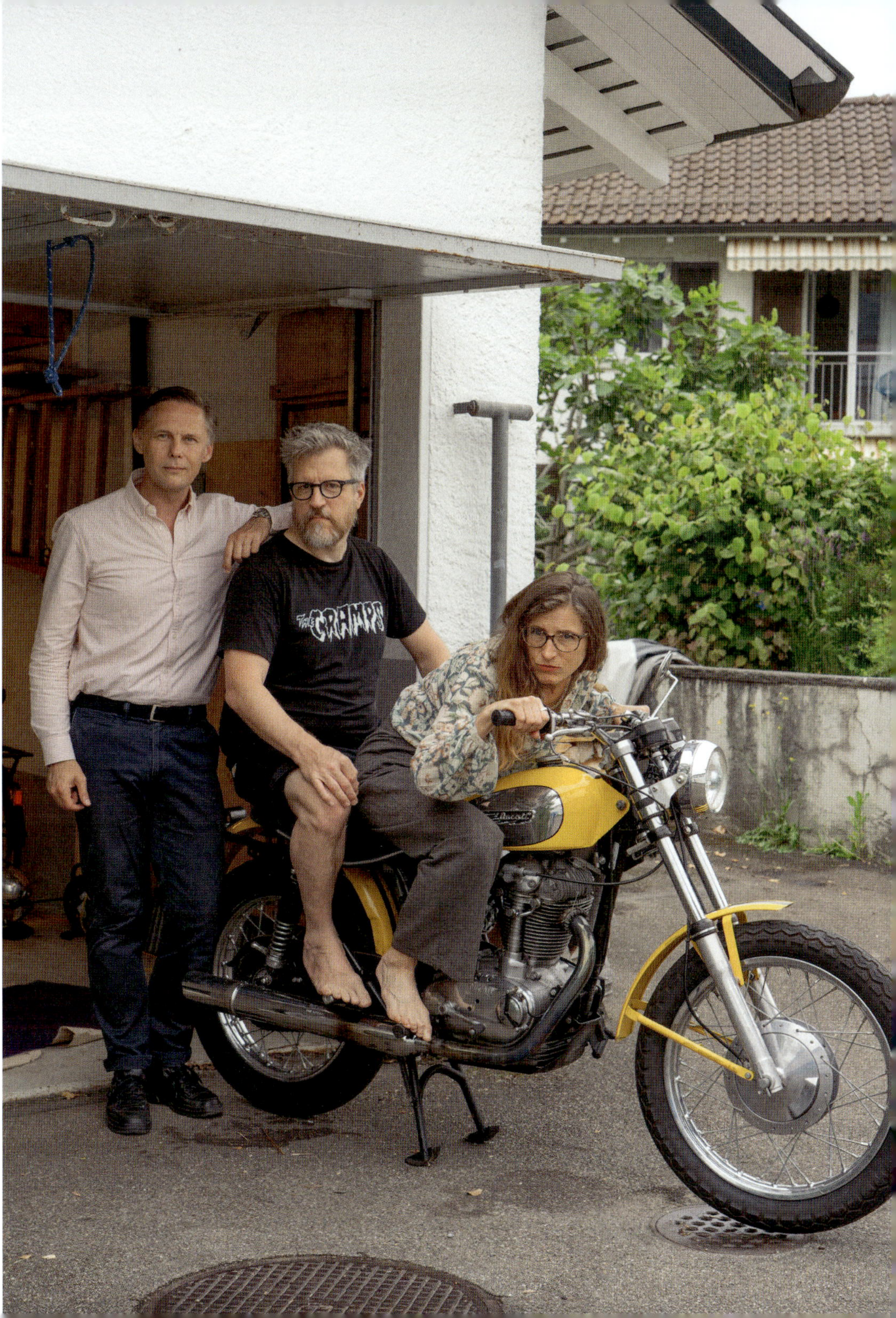
CRAMPS

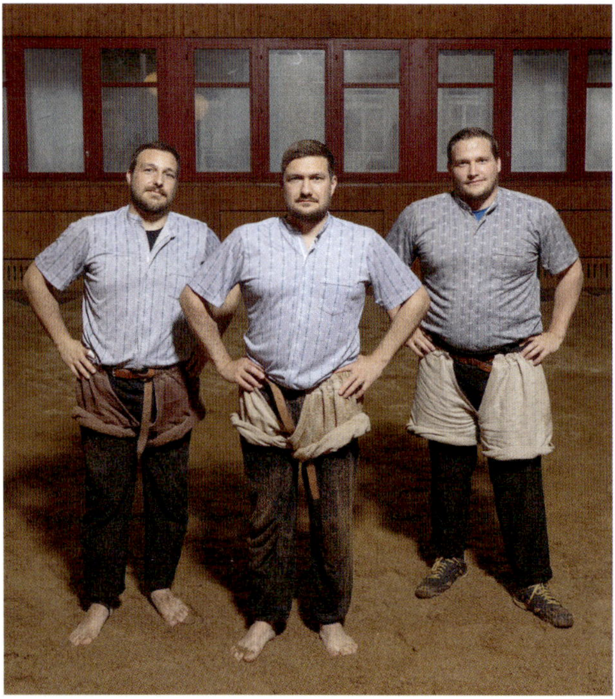

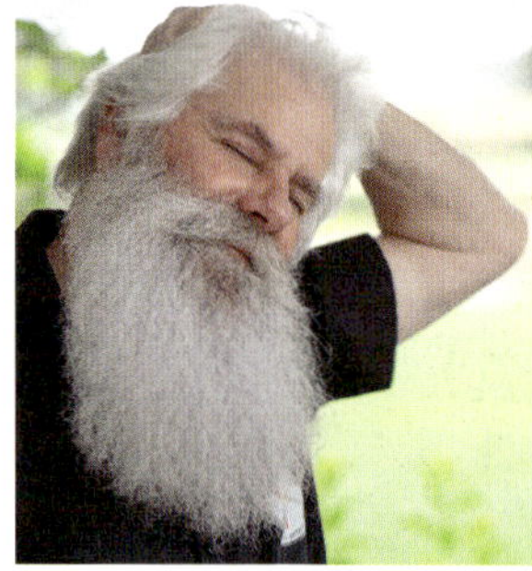

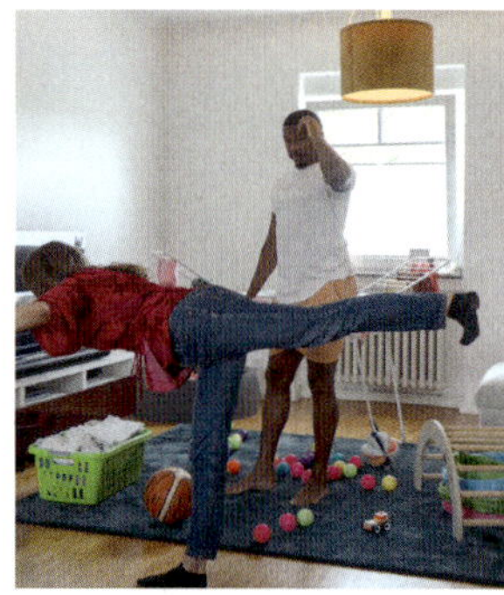

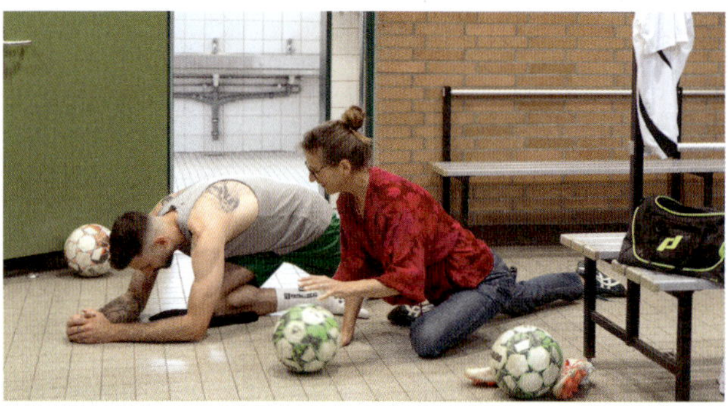

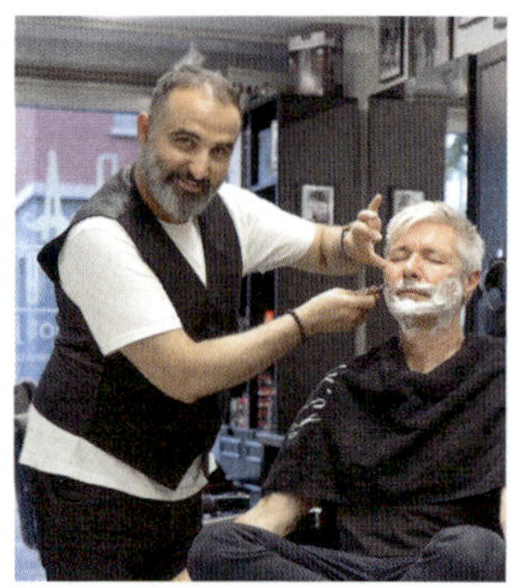

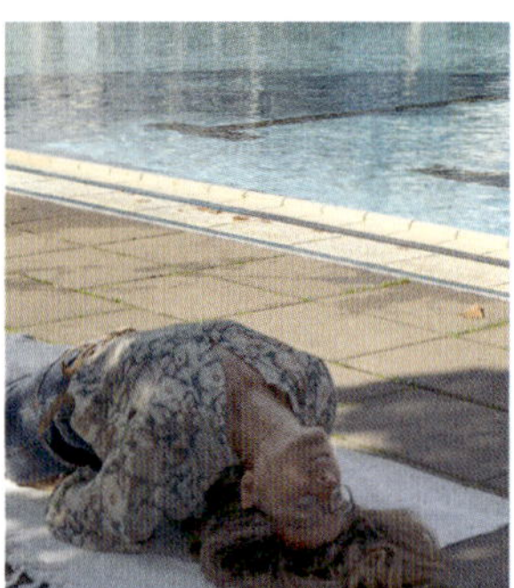

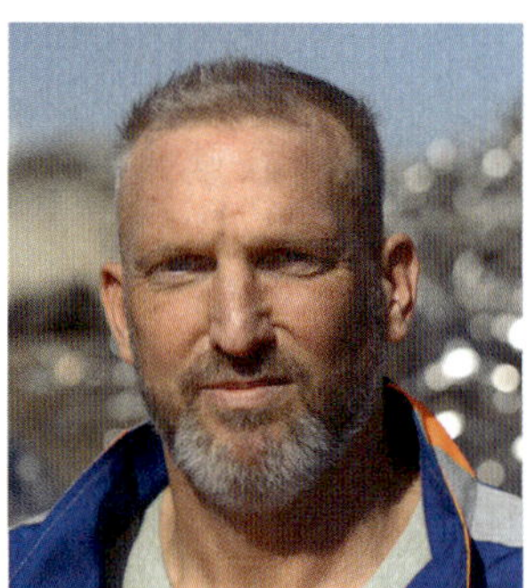

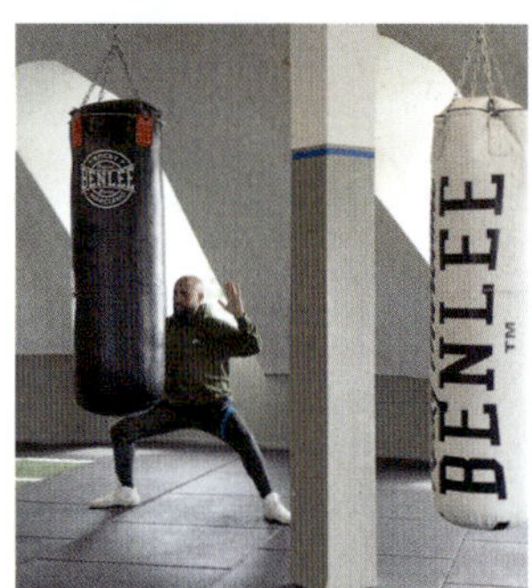
BENLEE

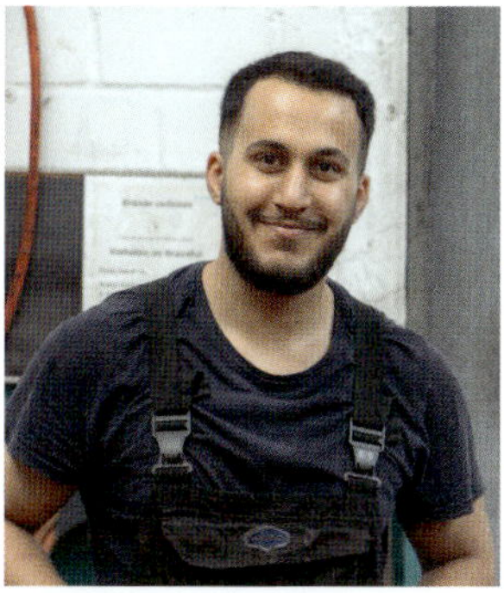

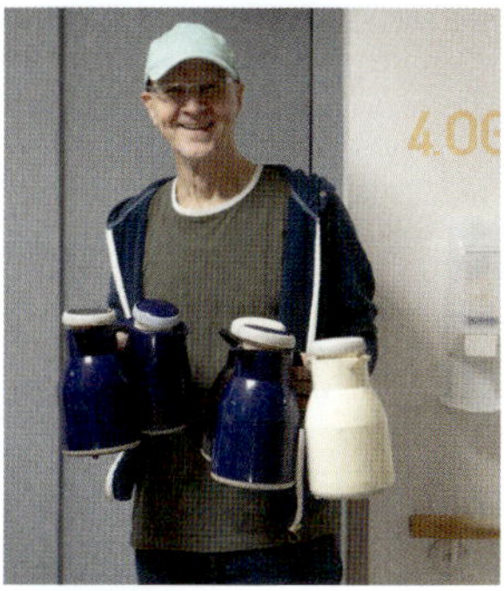
4.OG

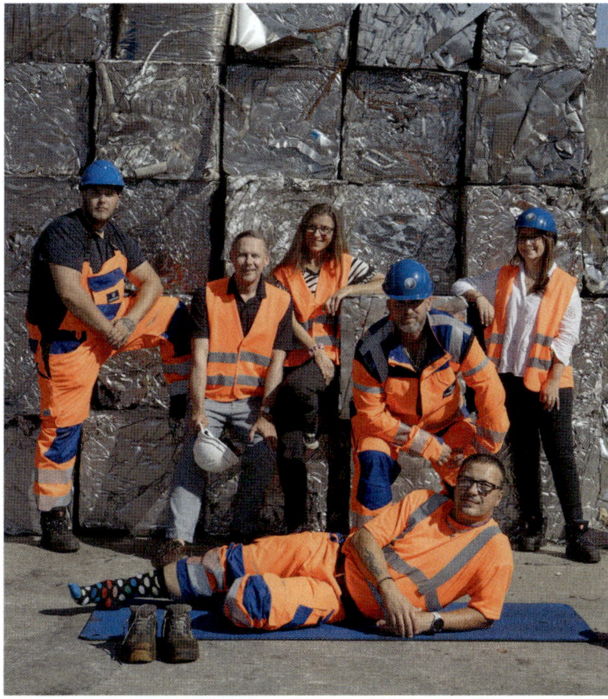

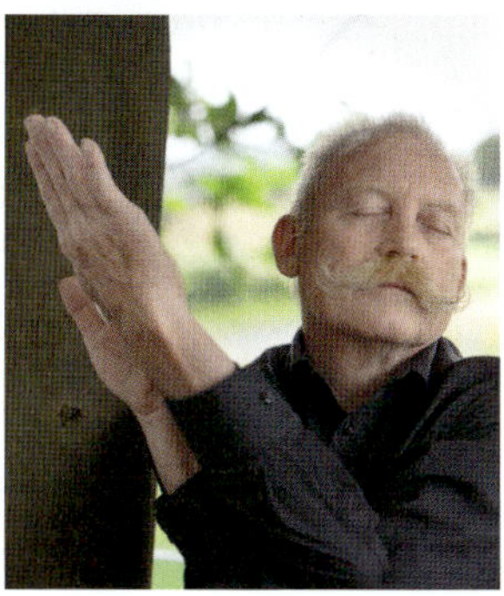

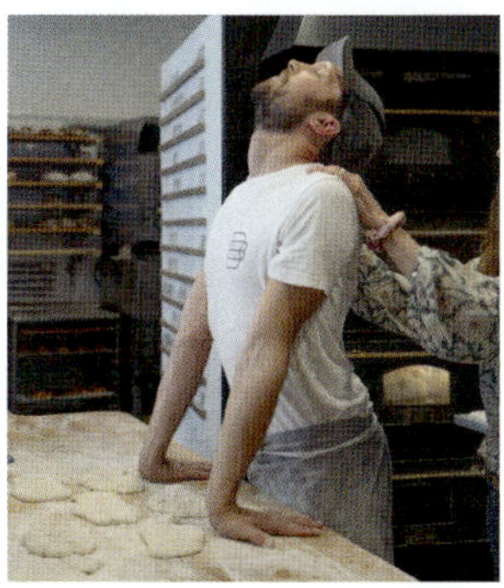

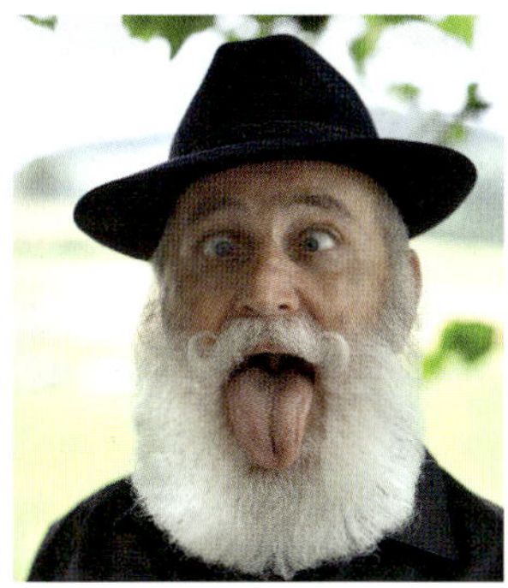

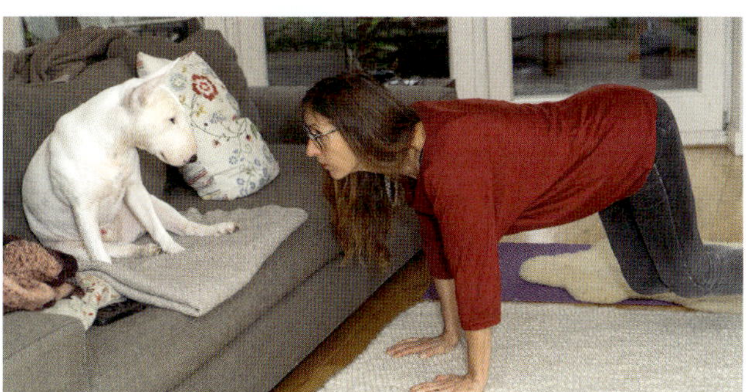

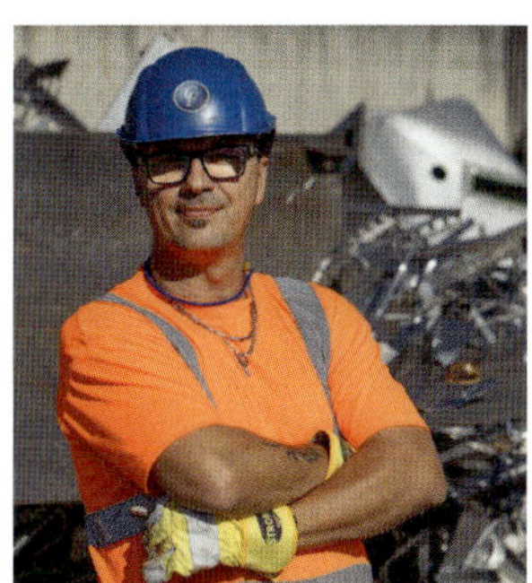

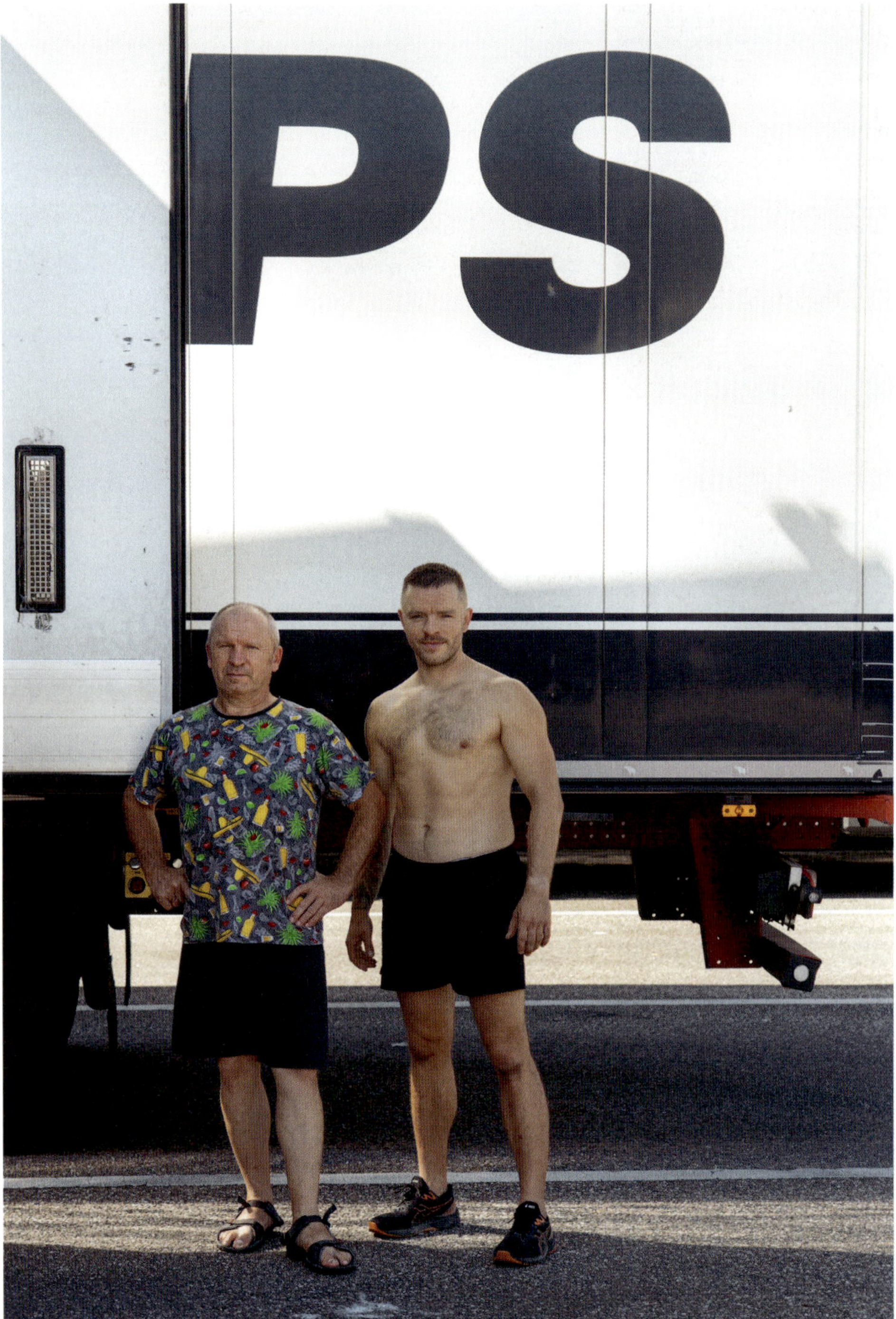
PS

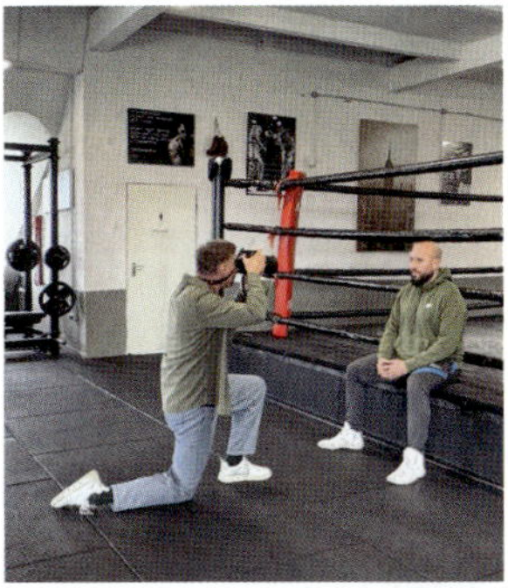
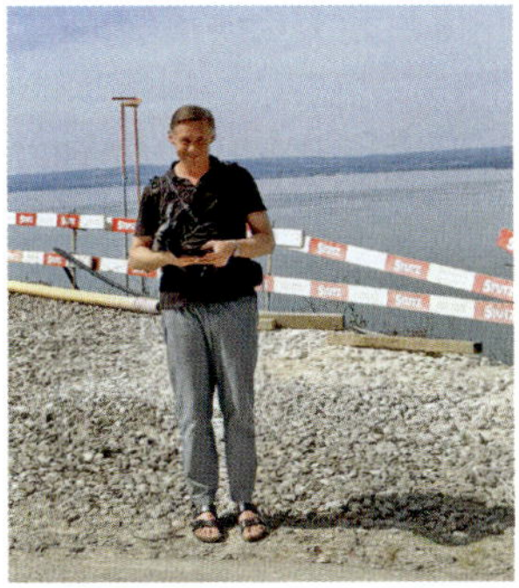
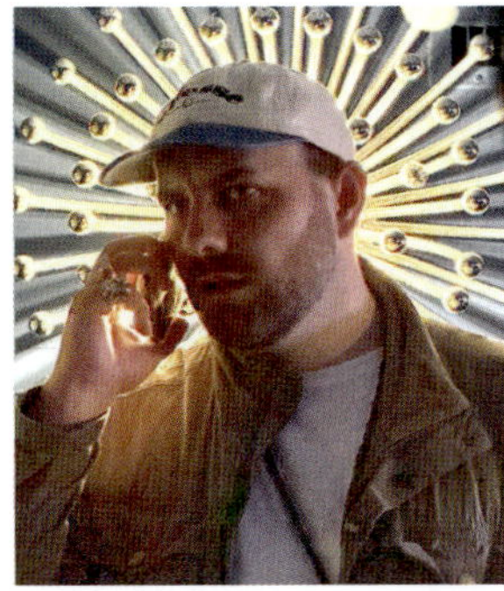
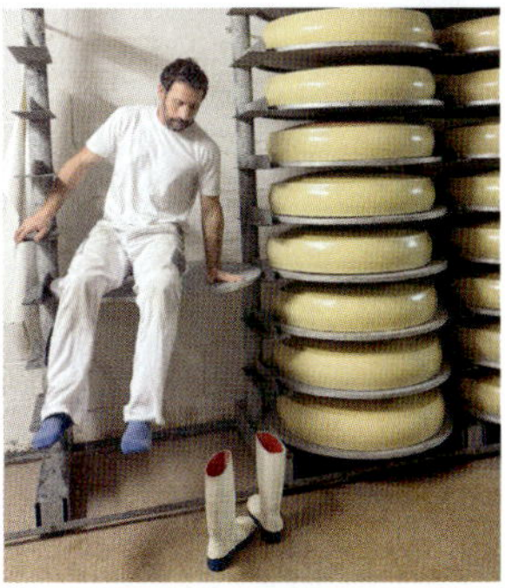
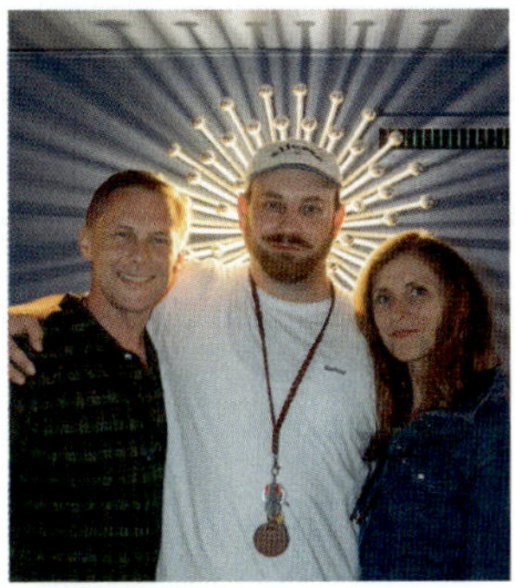
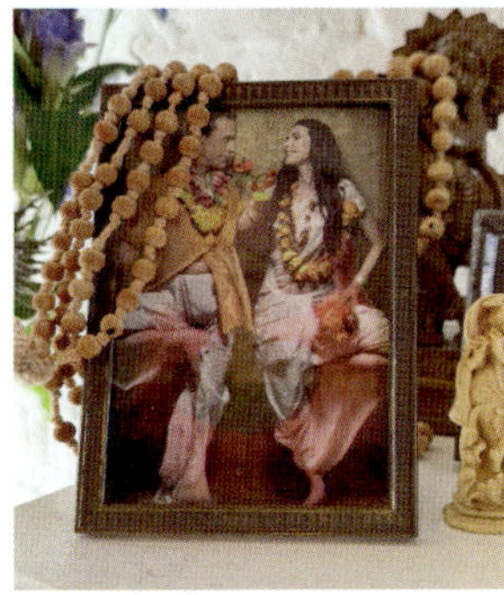
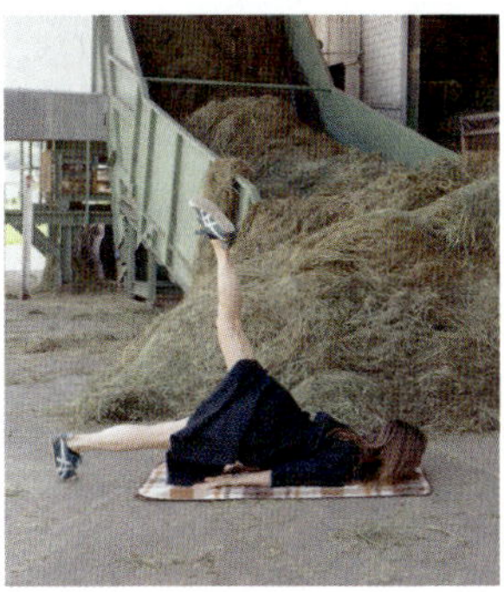
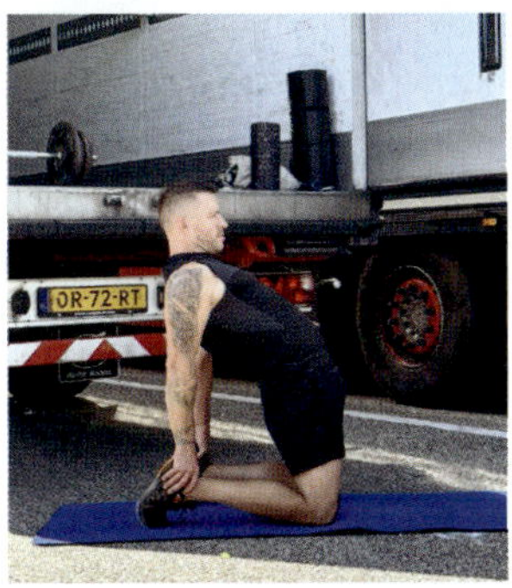
DR-72-RT
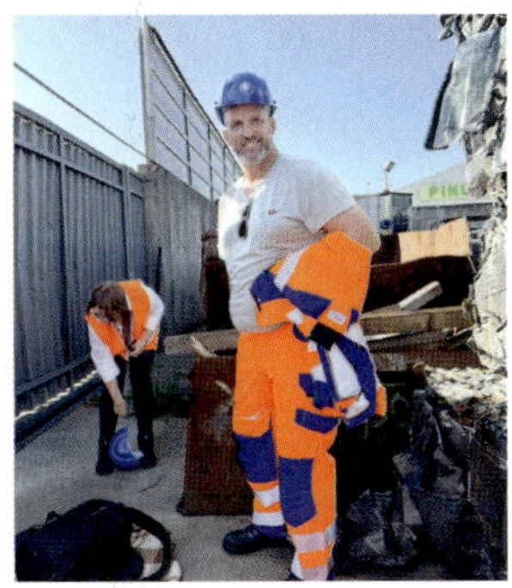
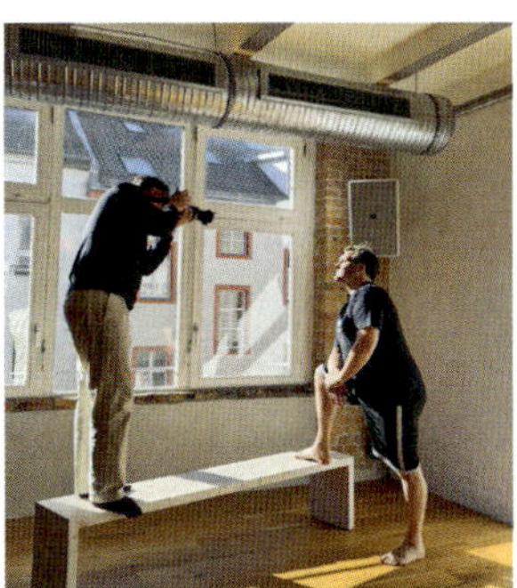
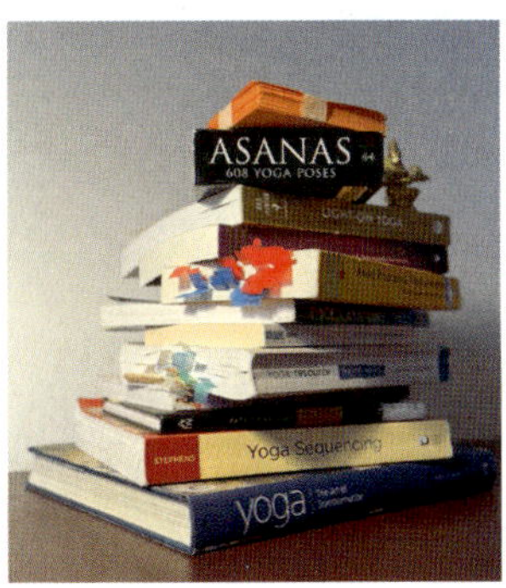
ASANAS
608 YOGA POSES
Yoga Sequencing
yoga
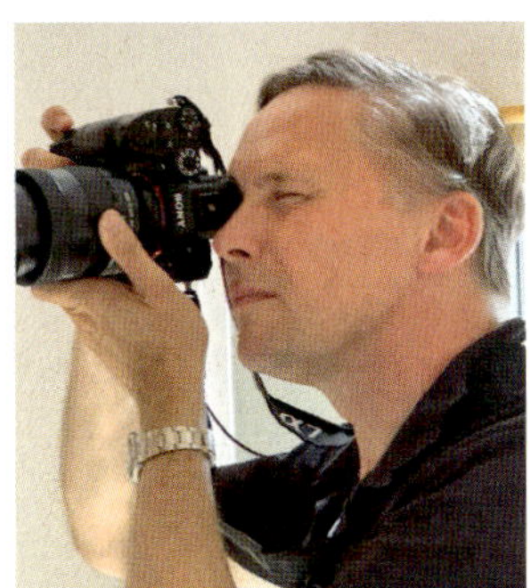

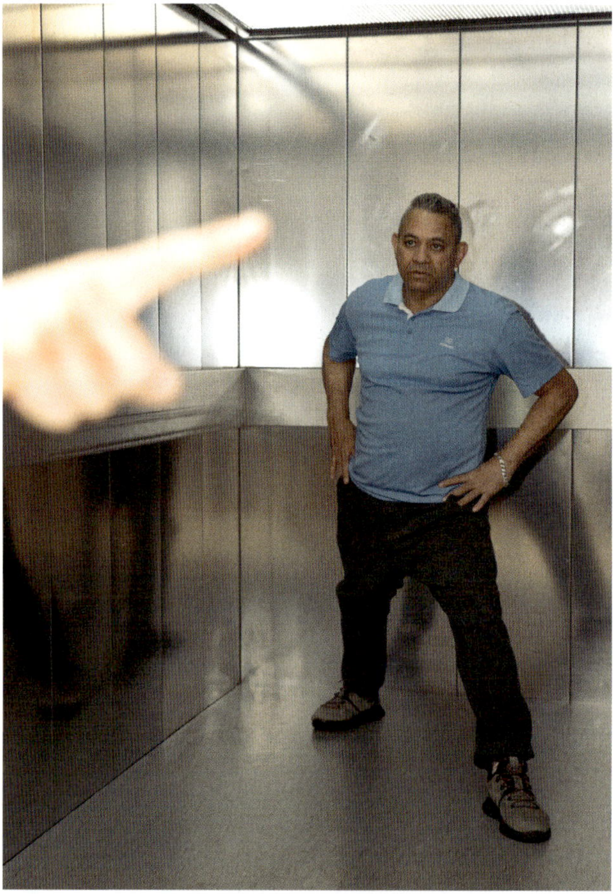

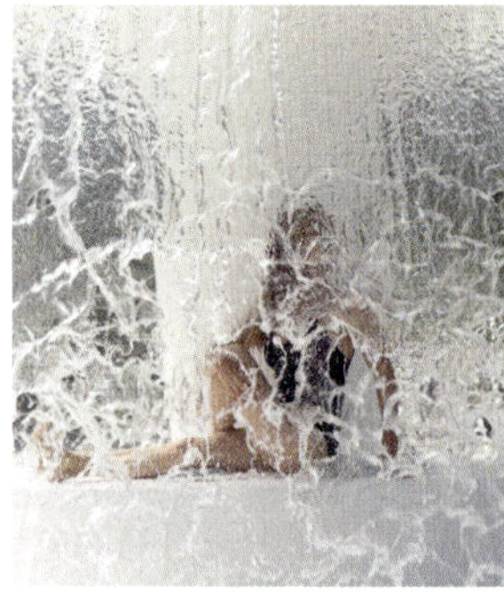

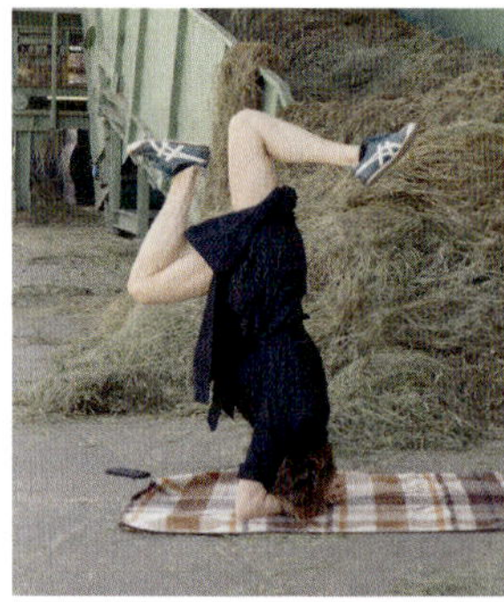

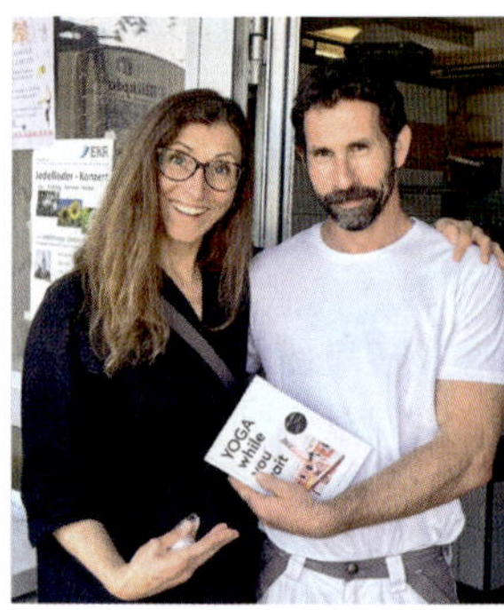
YOGA
while

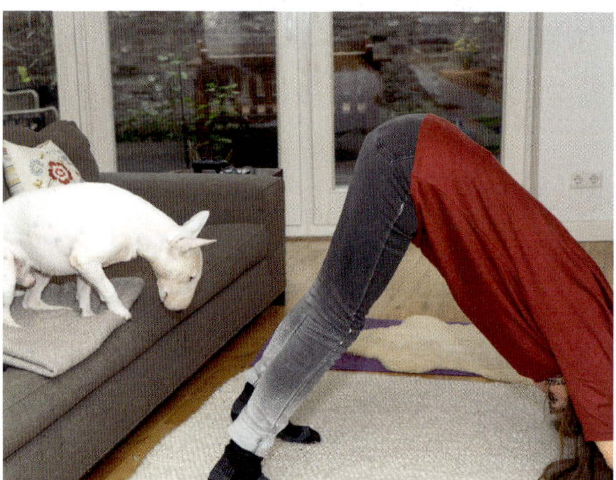

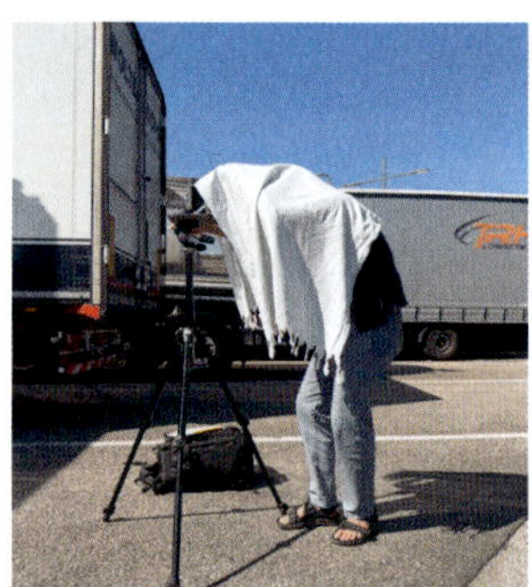

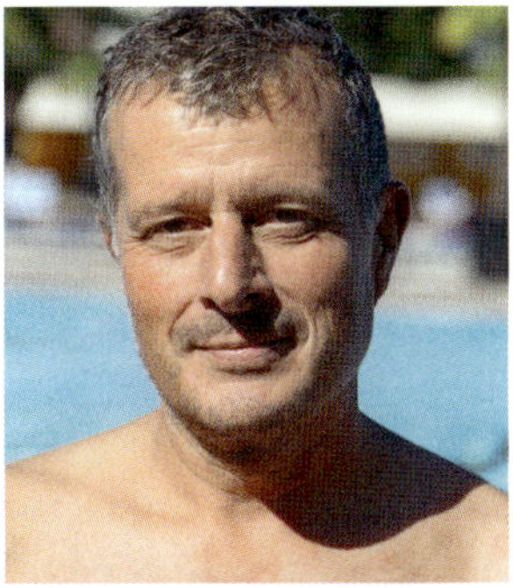

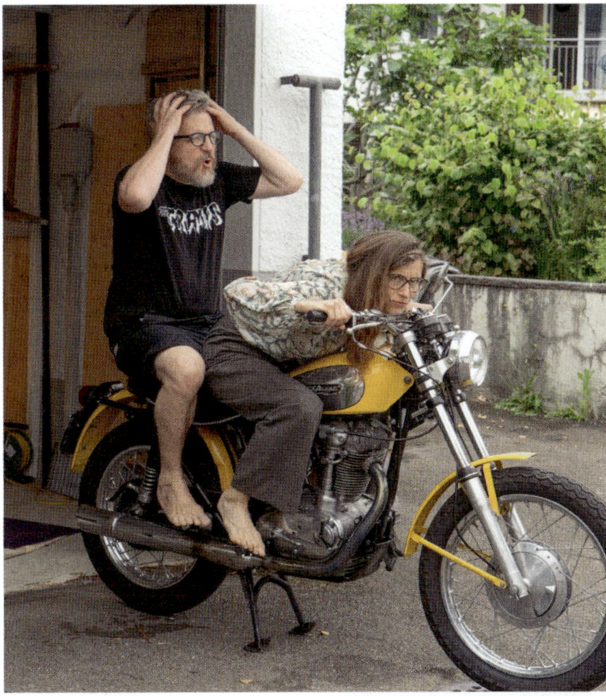

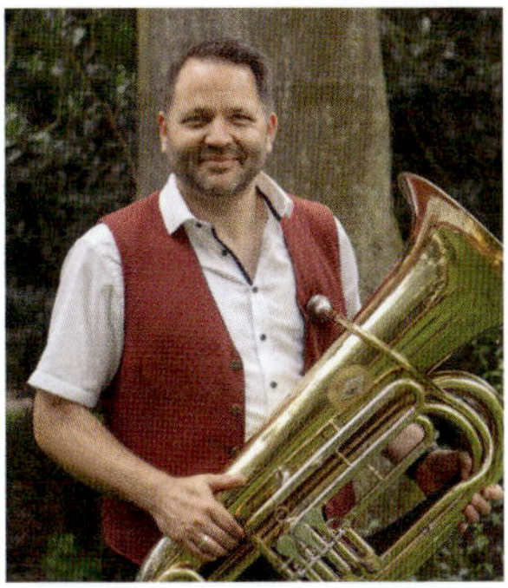

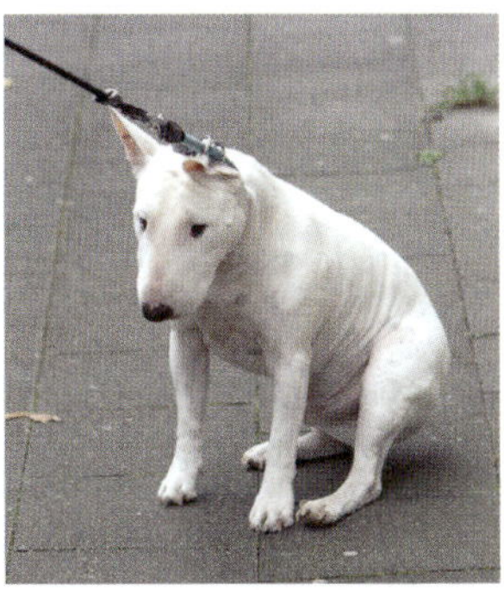

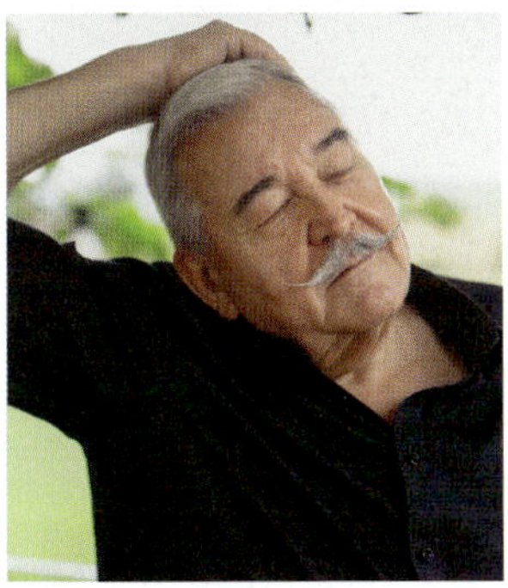

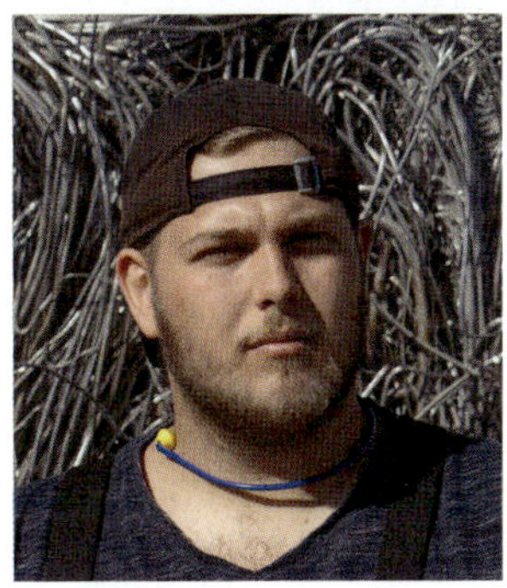

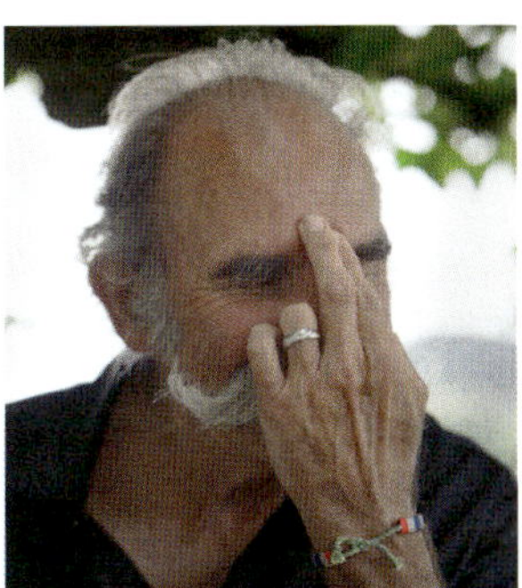

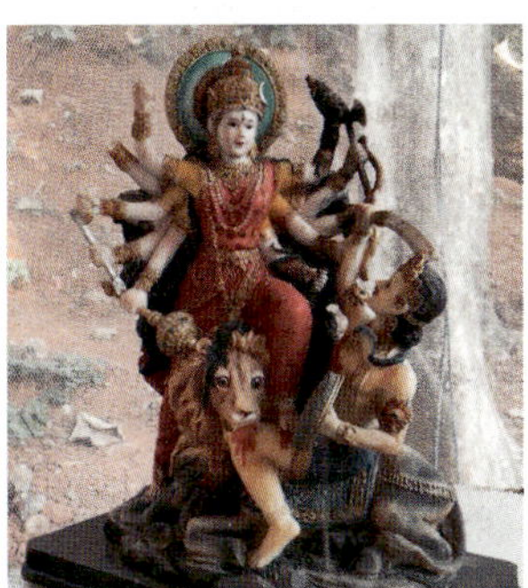

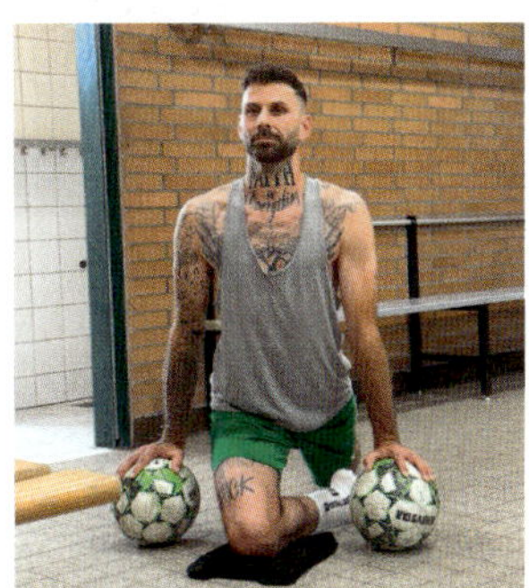

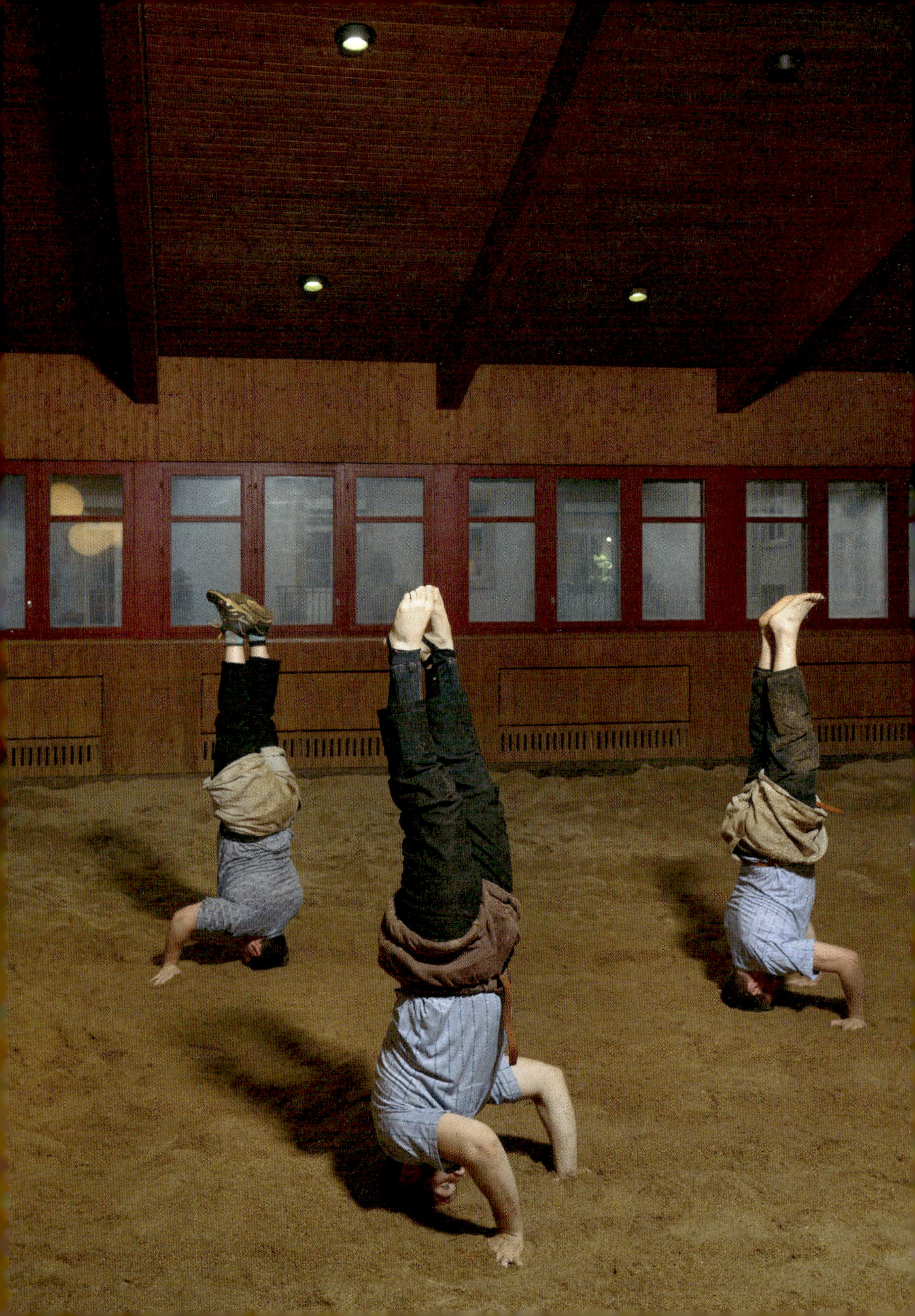

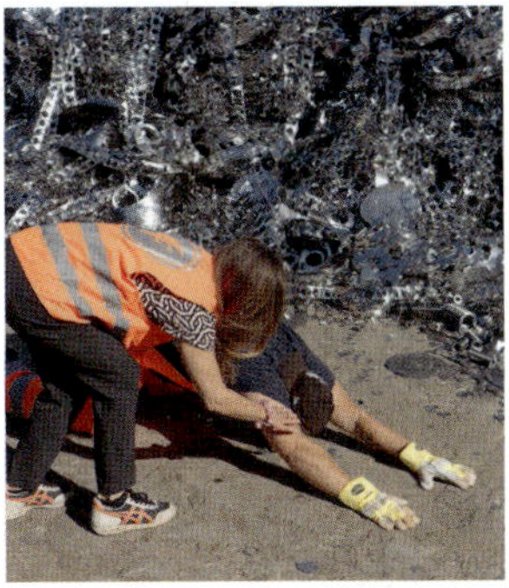
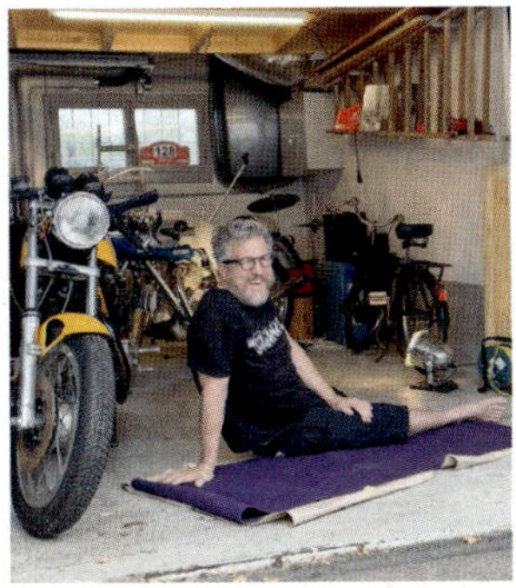
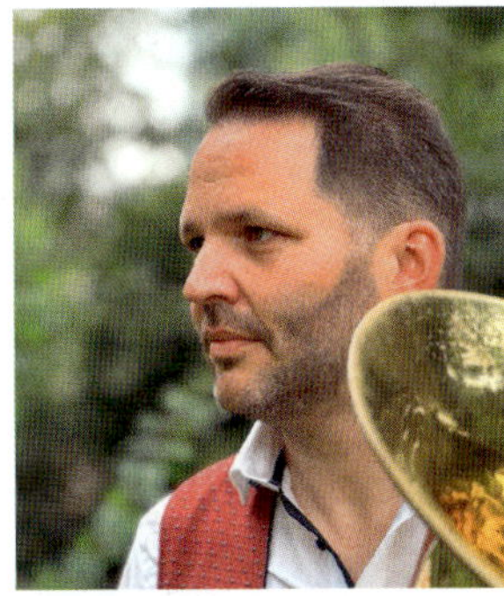
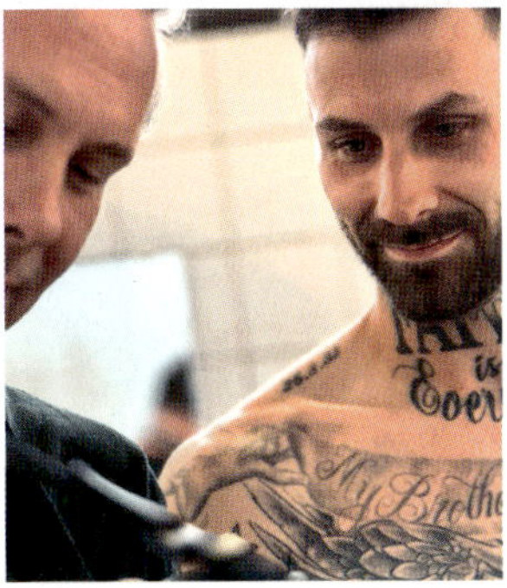
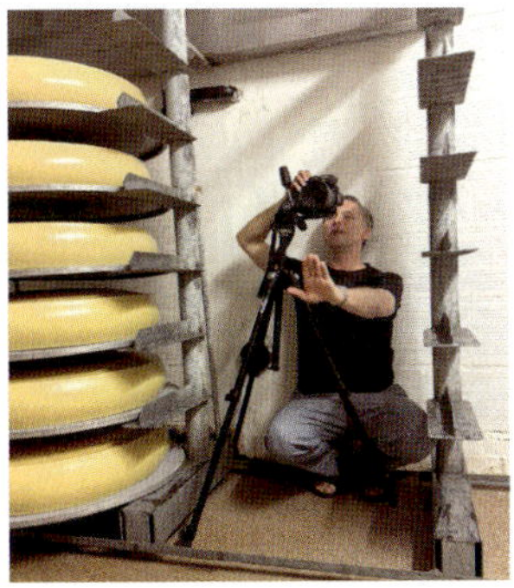
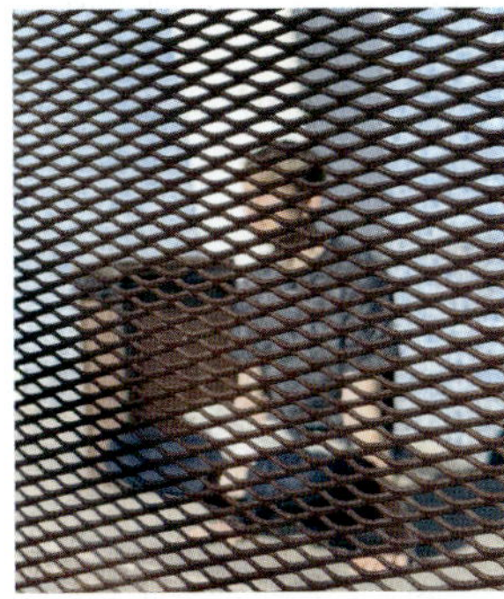
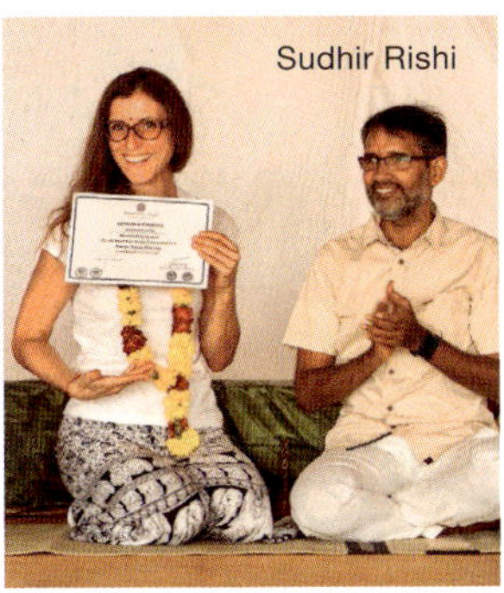
Sudhir Rishi
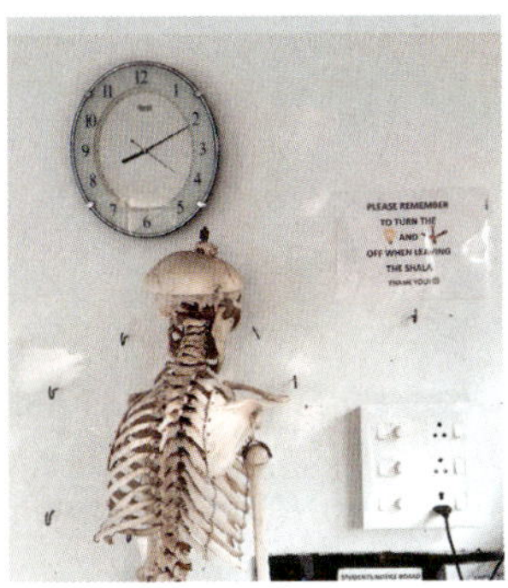
PLEASE REMEMBER
TO TURN THE
OFF WHEN LEAVING
THE SHALA
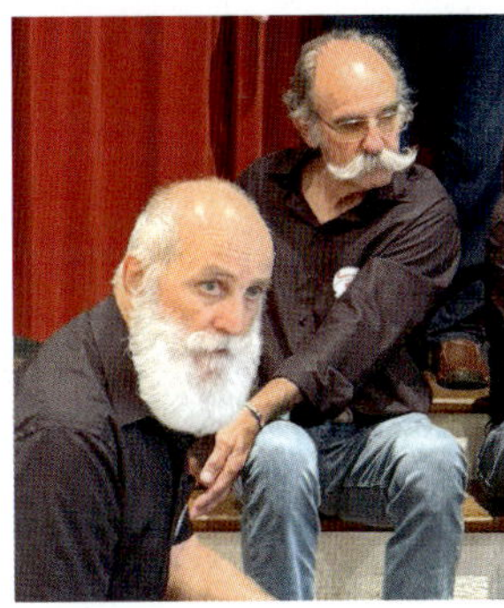
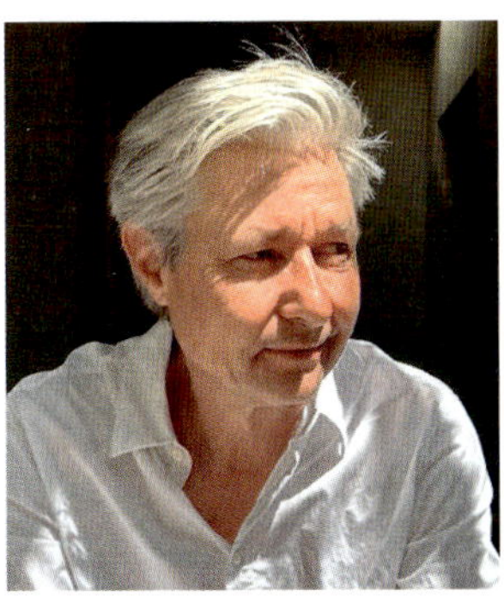
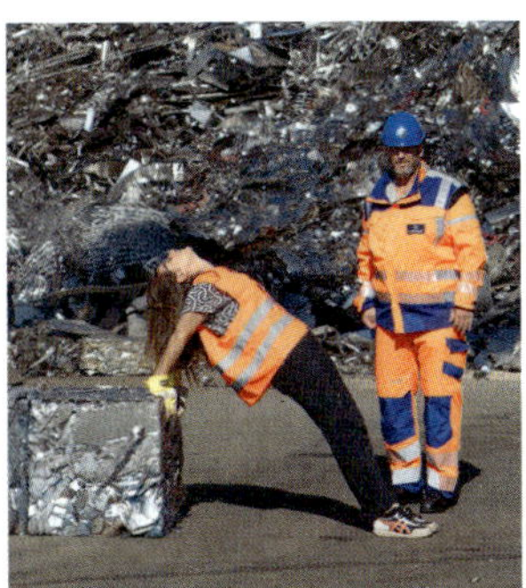
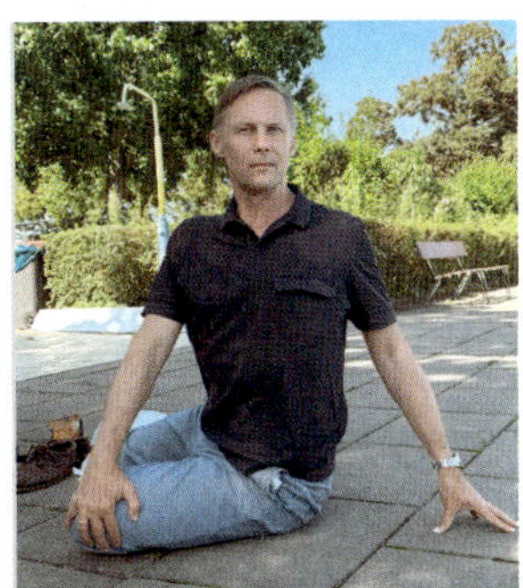

Dieses Buch verdankt sein Dasein zum einen der Überzeugung, dass Berührungsängsten und Desinteresse mit Humor ganz gut beizukommen ist, und zum anderen der Zuversicht, dass eine ausreichende Menge Männer, Yogis wie Noch-nicht-Yogis, Lust haben würde dabeizusein – aus Neugierde, aus Freundschaft oder Freundlichkeit, aus Liebe zum Yoga sowie aus Jux und Dollerei. Wir sind alle Mann und alle Frau von Herzen dankbar, die dieses Buch vor der Kamera und im Hintergrund mitgemacht haben.

In der Reihenfolge ihres Erscheinens und Möglichmachens mit einer besonders tiefen Vorbeuge aka *uttanasana*:

Achim Wolfgarten und **Ulrike Nattermüller**, so nett, dass euer Spitzenschrauber **Mohamad Wakas** bei **500elf Autoservice**, der saubersten, stilvollsten und natürlich versiertesten Autowerkstatt Kölns, für uns indisch turnen durfte. ☺ **Jeff Jordan!** Junge, Junge. Danke für die schöne halbe Taube. Das war eine ganze Leistung und eine beflügelnde Begegnung. ☺ **Riadh Hajaji**, der erste Anruf für dieses Buch und gleich ein Volltreffer! Göttin sei Dank. Und dein unique Boxbunker in Düsseldorf-Rath passte wie die Faust aufs Auge. Schöner Ort für Frauen auch, übrigens. ☺ **Peter Kuschnereit aka DJ Pete aka** dreibeiniger Hund und einer, der Yoga auch dann übt, wenn gerade keiner durch eine Kamera auf ihn guckt. Danke. Auch fürs So-super-aufgelegt-Sein. ☺ **Theo Zbinden**, merci von Herzen für die kleine Meditation im Diamantsitz deiner Emmentaler Schatzkammer. Und für die köstlichen Schätze, die du uns geschenkt hast, nachdem wir dir viel Zeit gestohlen haben. ☺ **Stefan Vonderstein**, du alter Yogahase, danke für die perfekte Demonstration der Alltime-favorite-Asanas Katze und geduldig zuschauender Hund. ☺ **Marcus McLaurin**, thanks for the Tänzer, and danke, **Philine Anastasopoulos**, too, to leave Marcus some housework to dance through gracefully. ☺

DANKE, ALLE MANN UND ALLE FRAU.

Błażeju Łaganowski, nie masz pojęcia, jak długo szukaliśmy młodego, szczupłego i wysportowanego kierowcy ciężarówki, który byłby w stanie zrobić wielbłąda. ☺ **Tobias, Patrick** und **Roger Burkhard**, merci vielvielmol für die umwerfende Yogarunde im Sägemehl des Zürcher Schwingklubs. Wir waren so, so, so happy, Baby! ☺ Mega, **Karl Roos** von Schnauz- und Bartfreunde Schweiz, dass du auf unsere kühne Kaltakquise-E-Mail sofort zurückgerufen und gleich vier andere wunderschöne Yogis ins Boot geholt hast: Merci, **Anton Wyss**, **Roger Gagg**, **Anton Reimann**, **Rolf Huber**. Merci, **Wirtschaft zum Neubüel** in Wädenswil, die wir gastfreundlicherweise zur Männergruppen-Yogabühne machen durften. Exzellentes Essen hier übrigens! ☺ **Roland Illi**, merci, du Glücksfall, merci! Deine Planke ist ein Brett und dass du nicht nur fürs Foto den Yogi gibst, sondern einer bist, ist auch eins. ☺ **Christoph Niersmann**, danke für deine stattliche Variation vom Baum vor der alten Buche im Düsseldorfer Hofgarten. Dieses Motiv war wirklich dringend! ☺ **Christoph Tomczak**, danke, dass du uns gezeigt hat, was eine Harke beziehungsweise Schulterbrücke ist. Und danke, **Christoph Nießen** vom Landschafts- und Gartenbau Nießen & Gerhards GmbH, dass Sie nichts dagegen hatten während der Arbeitszeit. ☺ Danke, **Michael Grauert**, für die platz- und zeitmangelinspirierte Neuschöpfung der schlanken, aber kraftvollen Bulle-Asana. Und danke, **Jonathan Bernhard**, deine stattliche 4 ist voll auf die 12. ☺ Demütiger Krieger **Martin Hermes Soria Montero**, wir danken dir für das Foto und für deine Arbeit. Nachtschicht im Pflegeheim ist ja auch ohne Yoga nicht ohne. Danke, **Thorsten Schwarz**, für den selbstlosen Späteinlass in die nächtliche Stille des Pflegeheims „Haus Rosmarin" in Düsseldorf. Ohne dich würden wir jetzt noch nach einem wahren Helden und nach den Thermoskannen suchen. ☺ Danke, **Alexander Kärcher**, für die spontane Beckenrandnummer als Fisch mit sehr eleganten Flossen. Danke, **Sonnenbad** im Karlsruher Rheinhafen, für diese spektakuläre, unbezahlbare Location! ☺ Mann, **Maximilian Wagner**, dir verdanken wir ja die Idee, auf dem

Schrottplatz zu fotografieren, und ihre Verwirklichung gleich mit! Bei Cronimet im Karlsruher Rheinhafen, wo **Anna-Lena Seidel** drei furchtlose Mitarbeiter in nigelnagelneuer Arbeitskleidung fürs indische Turnen begeistern konnte. Und eine Cronimet-Betriebssport-Yogamatte hatte sie auch dabei. Vorbildlich: **Dominic Prieschl** – schiefe Ebene; geschmeidig: **Maik Sznerch** – Eidechse und liegende Krähe; sehr, sehr cool: **Luka Leibhammer** als schmelzendes Herz. ☺ Einen schöneren und rechtmäßigeren, nach allen Regeln der Yogakunst gedrehten Stuhl hätten wir uns nicht wünschen können. Danke, **Udo von Fragstein**. Du weißt, wie es sich anfühlt, der einzige Mann in einem Yogakurs zu sein. Wie toll, dass du nun Männer unterrichtest. Danke für diesen Kontakt, **Verena Siems** von **Shiva's Loft** in Düsseldorf. ☺ Danke, **Christian Käser**, Mann der Nacht, für den nächtlichen Fototermin in deiner Bar, extrem légère! Wer hätte gedacht, dass Erleuchtung für einen Mann so einfach zu haben ist! ☺ Du liebe alte **Zicke**! Lieblingsbistro in Düsseldorf seit immer und – wer hätte das gedacht – eine Top-Location für Männeryoga. Danke! Chef **Hadji Dukuren**, danke, dass du erst für uns Handstand und dann die weltbesten Rühreier gemacht hast. ☺ Merci, **Michi Künzli** und **mükü Eventbau** – die Werkstatt ist ein Ereignis! Und die Yogis auch. Danke, **Kareem Sombray**, **Narayan Dekofour** und **Kim Keller**, für die präziseste Ausrichtung einer Yogaasana seit der Erfindung des rechten Winkels. Allen voran, merci, **Andrea Münch**, dass du deinen halben männlichen Freundeskreis in unser Buch gelockt hast! Mit leeren Seiten stünden wir da ohne dich. ☺ Danke, **Maik Solbach**, dass du dich so dermaßen ins Zeug gelegt hast mit Marvin im Heu. Danke auch an deinen tapferen Rücken für die schrecklich nützliche Heuschrecke. ☺ Steil, dein Kopfstand, **Dimitrij Itten**, und die schnelle fliegende Krähe. Danke dafür und für dein leuchtendes Beispiel als Yoga praktizierender und unterweisender Mann! **Velokurier St. Gallen** – danke für den rasanten Backdrop. ☺ **Boris Moers**, du wildes Ding. Danke für Einlass in deine Man-Cave und das Ertragen von Waden-Cramps.

Hoffentlich gab's keinen Punk wegen der schmutzigen Yogamatte … ☺ Danke, **Andreas Züllig**, für dein zahmes Krokodil im Dachgeschoss. Die Limo war auch lecker und die Erdbeeren! Merci. ☺ **Julian Müller**, du Tiger. Ganz allein mit deinem inneren Yogi auf der Yogamatte im Yogastudio … Und was für eins: Dhanyavādah, **Three Boons**, the yogaschool formerly known as Jivamukti Berlin, dass ihr uns einfach in eurem schönen Xberger Studio habt machen lassen, und danke auch für den Kontakt zu DJ Pete und dem Tresor. Ihr seid Schätze, **Christian**, den eh keiner kennt (seine Worte!) und **Anja Kühnel**. ☺ Danke, **Ahmed Chaer/German Wrestling Federation** fürs Nichtlockerlassen bei der Modelsuche und das Finden des bösen **Asgolar aka Georg Völker**. Du musstest den Löwen nicht machen, denn du bist einer. Danke auch für die Show, **Ahmed**! ☺ Danke, **Herr Schumacher** von der Buchhandlung **Walther König** in der Kunsthalle Düsseldorf für bereits jahrelange, loyale Yogaförderung und dass wir Ihnen stundenlang im Weg stehen, sitzen, hocken, liegen durften. ☺ Merci vielvielmol, **Bay's Barber Shop** in der Josefstraße 53 in Zürich, und danke, **Markussssss Läubli**, für trendverachtende Bartlosigkeit und diesen Schneidersitz. Der hat gesessen. Aber so was von. ☺ Danke, **Jörg Schmalfuß**, ehemaliger Leiter des historischen Archivs des Deutschen Technikmuseums Berlin, für die Luftbrücke zu **Andrea Kockjeu**, die unsere inneren Friedensbemühungen unterstützt hat. ☺ Danke, Coach **Cato Zoua** von den **Karlruher Engineers**. Ohne dich hätte D-Line **Max Sturmfels** nicht beweisen können, dass Yoga eine auf ganzer Linie maskuline Angelegenheit ist. ☺ Und dann ist da noch **Jörg Buneru**, Yogi, Atemcoach und Männercoach in Köln. Einer, der sich bestens mit dem Männlichsein auskennt und dem, was das vermeintlich heißt. Der zufällig aufgeschnappte Schnipsel deines WDR-Interviews „Vom Macho zum Mann" und unser Kaffee in Köln waren der ausschlaggebende Kick, mein seit zwei Jahren fertiges Buchkonzept, damals hieß es noch „Mannasana", endlich umzusetzen. ☺ Und danke, **Rod Syme**, fürs So-oft-auf-mich-Warten. ♥

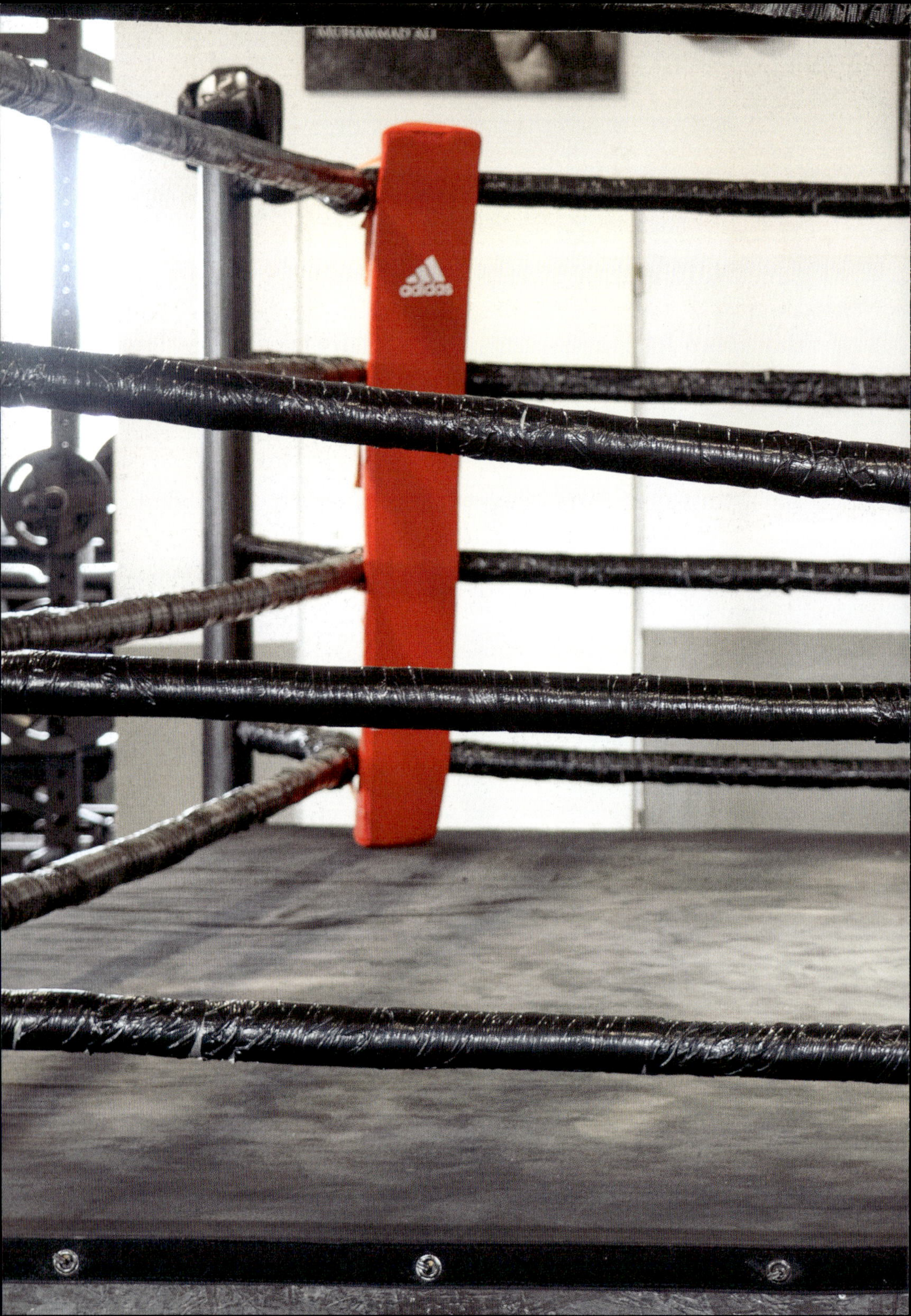
adidas

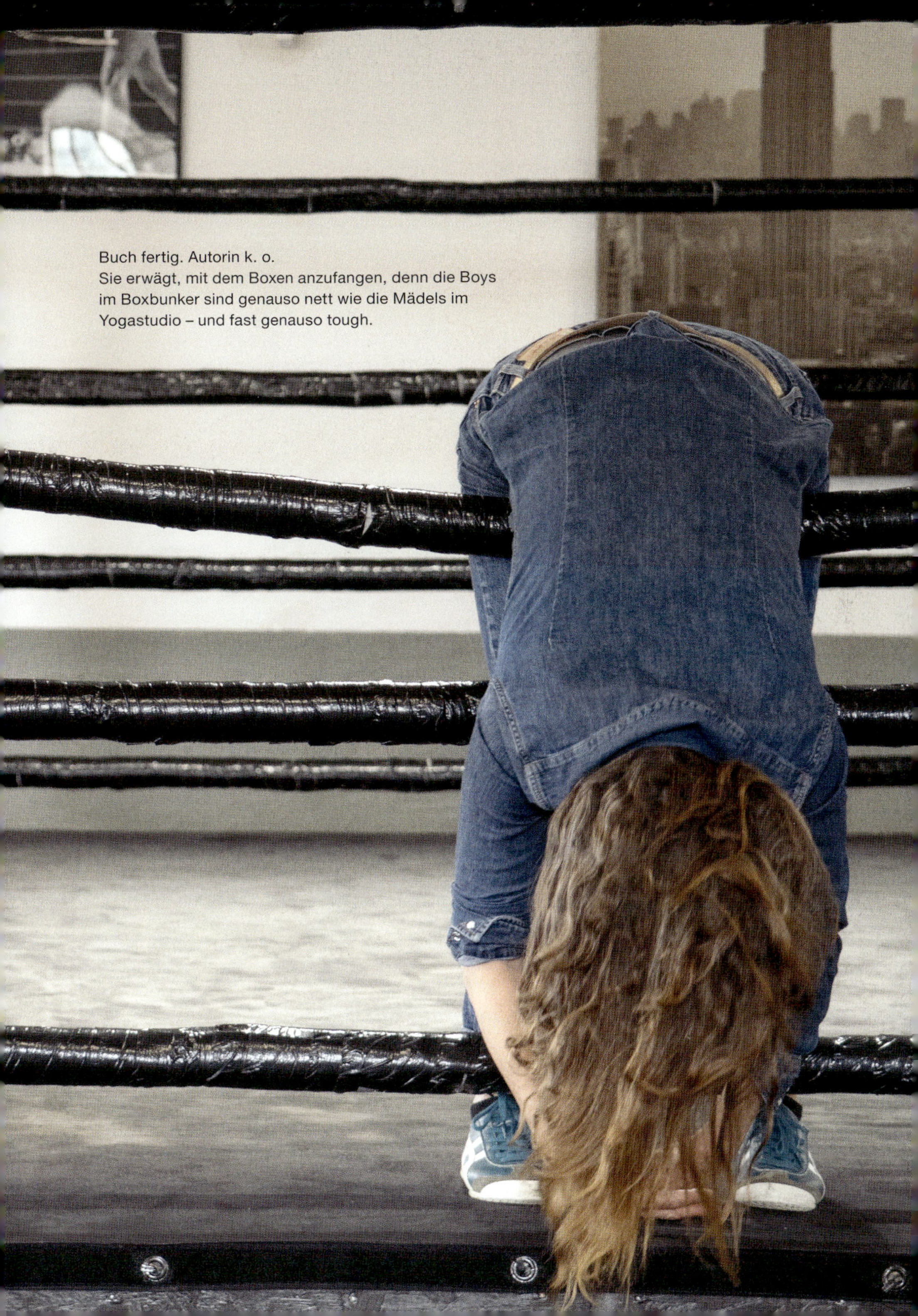

Buch fertig. Autorin k. o.
Sie erwägt, mit dem Boxen anzufangen, denn die Boys im Boxbunker sind genauso nett wie die Mädels im Yogastudio – und fast genauso tough.

IMPRESSUM

Originalausgabe
Becker Joest Volk Verlag GmbH & Co. KG
Bahnhofsallee 5, 40721 Hilden, Deutschland
www.bjvv.de, info@bjvv.de

1. Auflage August 2025
ISBN 978-3-95453-351-0

KONZEPT UND TEXTE Judith Stoletzky
FOTOS Marvin Zilm und Judith Stoletzky
PROJEKTLEITUNG Claudia Braun
CREATIVE DIRECTION Judith Stoletzky
LAYOUT Judith Stoletzky und Justyna Schwertner
BUCHSATZ Justyna Schwertner
BILDBEARBEITUNG Marvin Zilm und
Markus Neis
KORREKTORAT Doreen Köstler
DRUCK Graspo

BECKER
JOEST
VOLK
VERLAG

HELD
JEDERMA
MUSKELMA
PRO

PROFI
GRILLMASTER
MANNI
TOPMANN
HALBSTARKER
WELTMANN
MACKERSUPE
HUGO HEINI G
ADONIS ÄTZE
BALLERMANN
EIERMANN
S P A R G E
PENISTRÄGER
COWBOY
MARATHONMA
FROSCHMANN
KNABE NEINSA